鲁府禁方

田代华　田丽莉　何敬华　点校

龚廷贤　原著

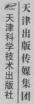天津出版传媒集团

天津科学技术出版社

图书在版编目（CIP）数据

鲁府禁方 / （明）龚廷贤原著；田代华，田丽莉，何
敬华点校 .—天津：天津科学技术出版社，2000.07（2023.10 重印）
（实用中医古籍丛书）
ISBN 978-7-5308-2821-2

Ⅰ.①鲁… Ⅱ.①龚… ②田… ③何… Ⅲ.
①方书－中国－明代 Ⅳ.① R289.348

中国版本图书馆 CIP 数据核字（2000）第 21516 号

鲁府禁方

LUFUJINFANG

责任编辑：胡艳杰

出　　版：天津出版传媒集团

　　　　　天津科学技术出版社

地　　址：天津市西康路 35 号

邮　　编：300051

电　　话：（022）23332695

网　　址：www.tjkjcbs.com.cn

发　　行：新华书店经销

印　　刷：天津印艺通制版印刷股份有限公司

开本 787×1092　1/32　印张 8.75　字数 119 000

2023 年 10 月第 1 版第 4 次印刷

定价：48.00 元

内容提要

　　《鲁府禁方》为明代著名医家龚廷贤编著。龚廷贤字子才，号云林，江西金溪人。世医出身，幼随父学医，穷研《内》《难》经典，取法金元诸家，求教医学名流，遂成一代名医，曾任鲁王府御医，有"医林状元"之誉。著有《种杏仙方》《万病回春》《鲁府禁方》《寿世保元》《小儿推拿秘旨》等书。

　　本书乃龚氏收集鲁府所藏秘方，结合个人治病经验汇集而成。书凡四卷，共列病症治法113类，选方600余首，包括内、外、妇、儿、五官、急救等临床各科病症，间有医论歌诀及临症治验，不仅可窥王府用药概况，亦能反映龚氏治病经验，故具有较高的学术价值和临床借鉴作用。

　　本次点校，以日本庆安元年（1648年）小鸠弥左卫门刻本为底本，以1936

年裘吉生先生《珍本医书集成》本为对校本,以龚氏本人著作《万病回春》《寿世保元》等书为他校本,对全书内容作了精细的校勘和简明的注释,以满足广大读者的需求。

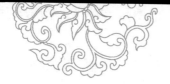

点校说明

　　《鲁府禁方》为明代著名医家龚廷贤编著。龚廷贤字子才,号云林,别号悟真子,江西金溪人。世业医。父亲龚信曾任职太医院,纂有综合性医著《古今医鉴》。贤自幼随父学医,勤研《内经》《难经》等医学经典,取法金元诸家学说,并求教于医学名流,遂成一代名医。后因治愈鲁藩王妃之疾,留任鲁王府御医,且获"医林状元"匾额。龚氏一生撰述颇丰,计有《种杏仙方》(1581 年)、《万病回春》(1587 年)、《云林神彀》(1591 年)、《复明眼方外科神验全书》(1591 年)、《鲁府禁方》(1594 年)、《小儿推拿秘旨》(1604 年)、《寿世保元》(1615年)、《新刊医林状元济世全书》(1616年)、《医学入门万病衡要》(1655年)、《古今医鉴》(后八卷)、《药性歌括四百味》等，著述涉及药物、方剂和临床各科病证，由于立论公允，切合实用，故流传较广，影响颇大。

《鲁府禁方》的编撰缘于龚氏治愈鲁藩王妃的臌胀重病。明万历二十一年(1593年)，鲁王妃张氏患臌胀，遍延诸医无效，病至垂危，经曹州医官张省吾推荐，自大梁聘请龚廷贤诊治，未几获效，鲁王酬千金不受，乃命刊刻所编医书及鲁府所藏秘方，即成《鲁府禁方》一书。全书分为福、寿、康、宁四卷，共列病症治法113类，选方600余首。其中，卷一列中风、伤寒等31类，卷二列臌胀、水肿等35类，卷三列妇人、小儿等21

类,卷四列痈疽、瘰疬等 26 类。其内容包括临床各科病症,间有医论歌诀,临症治验,不仅可窥王府用药之概况,亦能反映龚氏治病之经验,如对四物汤曾列出 40 首加减方剂,为后人研究古方配伍规律,确能起到一定的借鉴作用。又卷末附有"人有百病、医有百药、延年廿箴、劝世百篇"等文,多为息世宁人之语,虽含部分医学伦理及养生内容,但参考价值不大。另外,本书部分方剂中尚有治病咒语及臭秽不洁之物,实属糟粕,不可取用,为保留古籍原貌而姑存之。

本书自明万历二十二年(1594 年)雕板印刷以来,虽经几次重刻,但存世版本甚少。据文献记载,清乾隆纂修《四库全书》时,所撰《四库全书总目提要·子部·医家类存目》中,著录有两淮盐政采进本,但未详为何本。《四部总录医药编》著录有明万历刻本,惜今已无存。现存版本有:日本庆安元年(1648年)小嶋弥左卫门刻本(简称日刻本),此本国内仅存三部;又民国间(1936年),裘吉生先生将日刻本稍作修订,删去部分咒语,收刊于《珍本医书集成》中(简称《珍》本)。另外,龚氏所撰《万病回春》《寿世保元》等书,其内容多有与此相同或相近者。据此,本次点校以日刻本为底本;以《珍》本为对校本;以《万病回春》《寿世保元》等书为他校本。

本次点校的具体处理方法如下。

一、原书竖排改为横排。采用现代标点方法,对原文进行重新句读。凡书中用"右"字代表上文者,按横排习惯改为"上"字。

二、原书中的繁体字改为规范简化字。俗写字、异体字和古今字加以规范，前后律齐，并于首见处注明。如山查与山楂、兔丝子与菟丝子、紫苑与紫菀、牛旁子与牛蒡子、班毛与斑蝥、大风子与大枫子、史君子与使君子、鼓胀与臌胀、搅肠沙与绞肠痧，均以后者律之。通假字则回改为本字，亦视具体情况于首见处注明。如太与大、蓄于畜、胡与煳、科与棵、嗽与漱、穰与瓤、薰与熏、磁与瓷等。

三、凡底本中因写刻致误的明显错别字，如已写作己、炙写作灸等，予以迳改，不出校。

四、凡底本与校本互异，若显系底本误、脱、衍、倒者，予以勘正，并出校注明据改、据补、据删、乙正之版本、书名或理由;若难以判定是非或两义均通者,则出校并存,不改动原文,或提出倾向性意见;若属一般性虚词,或义引、节引他书而无损文义者,或底本不误而显系校本讹误者,一般不予处理。凡底本中大字误作小字,或小字误作大字者,则据文义、文例予以勘正,并出校注明。凡底本与校本虽同,但据本书文例文义判定确属有误者,亦予以勘正,并出校注明校改理由;若虽有疑问而难以断定是否有误者,则不妄改,只出校注明疑误、疑衍、疑脱、疑倒之处。

五、凡底本与校本文异而实同者,仍保留底本原貌,并于首见处注明。如药物组成中,有分言用量者,有以后药加"各"字总言用量者;亦有用"半"字代替"五两""五钱""五分"者;在丸药制法中,则有"如梧子大""如桐子大""如梧桐子大"等不同,均按此法处理。

六、注释仅限于冷僻字词,注音采用拼音与汉字直音相结合;释义以直译为主,不加书证,更不作考据与发挥。

由于校者水平所限,疏漏之处在所难免,祈望同道不吝示教。

田 代 华
一九九九年十二月于济南

《鲁府禁方》序

余自袭封以来,恒念民间疾苦,每以济人利物为心,施药活民,盖亦久矣。第恨奇方未广,明医希觏,无能俾天下黎民无恙,此心恒歉歉然,愿为而未逮也。频年以来,博集奇方,殆今数载,续以成帙,什袭珍藏,世不多有。癸巳秋,缘余妃张氏邁臌胀[①]之恙,即以吾藩医医,弗瘳,遂访海内明医,百药千方,曾无寸效,病势垂危,仓皇无措,有荐金溪明医龚子廷贤者,余特致书币,遣官抵大梁。聘至询其所蕴,真儒医也。究其方脉,悉皆超迈群识。遂投一二剂,辄有奇效。以后药则时时进,而恙则时时愈。历冬迨春,恙已潜瘳矣。以吾藩医医,余妃弗愈;俾海内诸医医,余妃亦弗愈;而易龚子医,余妃辄愈

---

① 臌胀:原作"鼓胀","鼓"与"臌"乃古今字,今以"臌胀"律之。后同。

之。龚子之医，岂非天下医之魁乎？余嘉之以衔，奖之以匾，题曰"医林状元"。举国欣羡，咸谓古之卢扁不是过矣。余思穷檐蔀屋①，设遘斯恙，遇有医若龚子者，则病无弗瘳，否则望其生者难矣。今将所治验方，推而广之，以济天下有是恙者。余闻龚子所著《医鉴》《回春》《仙方》《神彀》四书，盛行于世，推其心，仁且厚矣。兹今所蓄秘方，并渠素蕴珍奇，厘为四卷，题曰《鲁府禁方》，是皆百发百中者，悉附诸梓，愿与斯世斯民共焉。盖以施药限于一方，传方布于天下，欲起天下疲癃之民，成跻于仁寿之域，庶几少慰余之素志云。

时万历甲午岁仲春之吉鲁王三畏
书于存心殿

---

① 穷檐蔀（bù 部）屋：形容贫穷之家。蔀，小也。

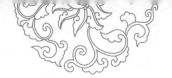

目　　录

卷之一　福集

禁方括曰

鲁藩仁主，心同天地。忠孝贤明，精金美玉。
时值饥馑，叠施赈济。积善累德，阴功普被。
施药传方，弗忍私秘。特命良医，选奇拔萃。
删繁就简，分门析类。不用切脉，问病投剂。
药性平和，奏效奇异。屡施屡验，辄投辄愈。
好生君子，依方修制。救急济贫，扶危苏剧。
刊布天下，咸沾恩惠。国泰民安，功垂万世。

中　风

神仙夺命丹　治中风、痰厥、气厥，牙
关紧，不省人事。

南薄荷叶一两　天南星汤泡透，切片，姜汁
炒，五钱　僵蚕三钱　南羌活五钱　荆芥穗二
钱　川椒去目，一钱　辽细辛二钱　牙皂刮去皮
弦，八两　石脑油真者，二两　硼砂一两

上各制如法。将牙皂以上八味共合

一处，用好酸浆水四碗，入瓷^①盆内浸药，春秋五日，夏三日，冬七日。临熬时滤去滓，存净汁，入银锅或铜锅内，用桑柴火熬，以槐柳枝频搅。熬数十沸，方入石脑油、硼砂，再熬成膏，形如琥珀色，乘热摊于厚连四纸上，干收贮。临用时，剪方寸一块，以温浆水溶化盏内，用二苇筒吹入二鼻孔中，良久，吐痰涎即省。若吹之太重，或药水太热，致鼻出血，勿惧，即饮淡盐汤一二口便止。

紫金锭子 专治男子妇人诸般风症，左瘫右痪，口眼歪斜，半身不遂，及破伤风。量虚实，轻者半锭，重者一锭，无灰黄酒研下，汗出即愈。避风。孕妇不可服。其效不可尽述。

鲜玄参去芦，四十斤　　鲜地榆去芦，四十斤
鲜天麻十二斤　　鲜草乌去芦，四十斤　　全蝎洗，去土、盐、足、稍，净，三斤　　麻黄去根，四十斤　　白

---

① 瓷：原作"磁"，《珍》本同。按此处"磁"乃"瓷"之借字，今凡言"磁盆""磁器"者，均回改为"瓷"字。后同。

面十斤　麝香真正净肉，三两

　　每年五月初一日采取鲜药，至初五日，先将玄参等四味用水洗净，切片，碾压取自然汁，入瓷缸内，每日搅晒。至九月甲子、庚申日，入全蝎，同碾为细末，入麝香拌匀。候麻黄四十斤，碾取细末一半，其渣入锅内熬水二三炷香，滤去渣，加入麻黄末及白面，打糊搓成锭，用竹叶包裹，随症研服。

　　千金不换刀圭散　治男妇小儿诸般风症，左瘫右痪，半身不遂，口眼歪斜，腰腿疼痛，手足顽麻，语言蹇涩，行步艰难；遍身疮癣，上攻头目，耳内蝉鸣，痰涎不利，皮肤瘙痒；偏正头风，无问新旧；及破伤风角弓反张，蛇犬咬伤，金刀所伤出血不止，敷贴立效；痔漏脓血，痛楚难禁，服之顿愈。

　　川乌　草乌并用火炮①，去皮尖　苍术米泔浸，各二两　人参　白茯苓去皮，各一钱半　两

---

①　炮：原作"泡"，《珍》本同，据文义改。

头尖一钱　甘草炙，一两半　僵蚕隔纸炒，三钱半

白花蛇酒浸三日，弃酒，火炙，去皮骨　石斛酒洗，各五钱　川芎　白芷　细辛　当归酒洗　防风去芦　麻黄　荆芥　全蝎瓦上焙干　何首乌米泔浸，忌铁器　天麻　藁本各二钱半

上为细末。每服二分或五分，渐加至六七分，临卧酒调下。不饮酒者茶亦可。服后忌多饮酒并一切热物饮食，一时恐动药力。

牛黄紫金丹　治中风、暗风、痰厥、气厥、不省人事。

朱砂二钱　阿芙蓉一钱　沉香一钱　牛黄三分　广木香五分　冰片三分　麝香二分

上共为细末，人乳为丸四十数，阴干。细嚼，用梨汁送下，每服一丸。如无梨汁，薄荷汤送下，或研碎灌之，即醒。

治风内消丸　治男妇左瘫右痪，口眼喎斜，半身不遂，语言蹇涩，手足麻木，行步艰难，遍身疼痛，神效。

川芎一两　干山药　白芷　甘松　防

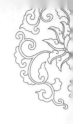

风各七钱五分　草乌炮，去皮　当归　芍药酒炒

天麻　甘草　细辛　白胶香　牛膝去芦

两头尖各五钱　人参　木香各二钱

上为细末，酒糊为丸，如樱桃大。每服一丸，细嚼，无灰黄酒送下。

华山五子丹　治左瘫右痪，遍身疼痛，三十六种风，二十四般气，胎前产后，腹胀咳嗽，气急伤风，痔漏，手足顽麻，遍身疮痒疹癞，五般痢疾，共血气风、血晕、血山崩、积聚、赤白带下，一切疾病，俱服之。此药生精补髓，安五脏，定魂魄，补下元，治虚损，壮精神，补血气，和容颜，其功如神。

当归　川芎　生地黄　熟地黄　川乌煨，去皮　白术　苍术酒浸三日，焙干　益智仁　五灵脂　桔梗　甘松　人参　白茯苓　白豆蔻各二两　天麻　陈皮　麻黄滑石　川椒　甘草　白芷各一两　木香丁香　沉香　乳香　没药　牛黄各二钱半

上为细末，炼蜜为丸，如樱桃大。每

服一丸，细嚼，茶、酒、米汤任下。

祛风散　治中风口眼㖞斜，半身不遂。

白附子　僵蚕　全蝎各等分

上为细末。每服一钱五分，热酒调下。

牛黄散　治中风痰厥，不省人事，小儿急慢惊风。

牛黄一分　辰砂半分　白牵牛头末，二分

上共研为末，作一服，小儿减半。痰厥，温香油下。急慢惊风，黄酒入蜜少许①送下。

寿星散　治痰厥不省人事。

腊月牛胆南星五钱　枯矾二钱　朱砂一钱

上共为末。每服一钱，茶、酒、姜水皆可送下。

治中风不语及打伤败血攻　枯矾为细末。弱人三分，壮人五分，黄酒调服。

———————————————————

①　许：原脱，据《珍》本补。

血从大便下，或口吐一二口即已。

治左瘫右痪半身不遂

用好麻四两，烧灰存性　朱砂二钱

上共一处研末，分作四服，黄酒送下。

治口眼歪斜神方

当归　白芍　川芎　白术　茯苓

陈皮　半夏　枳壳　白芷　桔梗　僵蚕

　天麻　防风　荆芥　细辛　黄芩　乌

药　甘草

生姜煎服。

通关散　治中风痰厥昏迷，不省人事

欲绝者。先用皂角、细辛等分为末，每用

少许吹入鼻中，有嚏可治，随用吐法。

皂角末五分　半夏　白矾各三分

上为末，姜汁调服探吐，后服对症药。

红白散　治中风痰厥，不省人事。

用辰砂、白矾各等分，三伏内装入猪

胆内，透风处阴每用一块，凉水研下。

伤　寒

伤寒金口诀

这伤寒，世罕稀，多少庸医莫能知。

仲景《玉函》节庵泄，千金不易伤寒秘。

方不同，法更异，四时伤寒各有例，

惟有冬月正伤寒，不与春夏秋同治。

发表实表两妙方，用在三冬无别治。

真伤寒，真中风，表实表虚各自中，

表虚自汗脉浮缓，疏邪实表有奇功。

表实无汗脉浮紧，升阳发表汗自松。

背恶寒，背发热，头痛脊强一般说，

俱属太阳膀胱经，有汗无汗须分别。

有汗表虚无汗实，脉浮缓紧胸中别。

春夏秋，另有方，通用羌活冲和汤，

春温夏热秋治湿，随时加减细斟量。

病症与冬皆相似，浅深表里脉中详。

脉有浮，脉有沉，半浮半沉表里停。

有力无力求虚实，或温或下细推寻。

更有汗吐下三法，当施当设莫留停。

两感症，日双传，一日太阳少阴连，

肾与膀胱脉沉大①，口干头痛是真原。

二日阳明与太阴，沉长之脉胃脾②兼，

目又痛，鼻又干，腹满自利不能安。

三日少阳厥阴病，肝胆脉息见沉弦③，

耳聋胁痛囊卷缩，古人不治命由天④。

陶节庵，泄漏方，不问阴阳两感伤，

通用冲和灵宝饮，一服两解雪浇汤。

更明表里多少病，治分先后细推详。

表病多，里病微，麻黄葛根汤最奇。

表缓里急宜攻里，调胃承气急通之。

寒中阴经口不干，身疼发热自下利。

脉沉细，又无力，回阳急救汤最的。

都言两感无治法，谁知先后有消息。

结胸症侯分轻重，双解六一二方觅。

阳明症，不得眠，鼻干目痛是根源，

---

① 脉沉大：《珍》本同。《寿世保元》卷二作
"脉浮大"。

② 胃脾：《珍》本、《寿世保元》卷二均作
"脾胃"。

③ 沉弦：《珍》本同。《寿世保元》卷二作
"浮弦"。

④ 命由天：《珍》本同。《寿世保元》卷二作
"命堪忧"。

柴葛解肌汤一剂，犹如渴急遇甘泉。

耳聋胁痛半表里，柴胡双解立苏痊。

腹又痛，咽又干，桂枝大黄汤可蠲。

太阳发黄头有①汗，茵陈将军汤独羡。

无热自利是脏寒，加味理中汤最端。

时行病症②身大热，六神通解须当啜。

小水不利导赤饮，下焦蓄血③凭斯诀。

一切下症并结胸，六一顺气分明说。

身有热，头无痛，面赤饮水不下咽，

庸医误认为热症，岂知心火泛上炎，

自是戴阳多不晓，复元汤服得安然。

身如朱④，眼似火，发斑⑤狂叫误认我，

---

① 有:《珍》本作"又"。按:又,古与"有"通。

② 病症:《珍》本同。《寿世保元》卷二作"疫病"。

③ 蓄血:原作"畜血",《珍》本同。《寿世保元》卷二作"蓄血"。按"畜"乃"蓄"之借字,今以"蓄血"律之。后同。

④ 身如朱:《珍》本同。《寿世保元》卷二作"汗如珠"。

⑤ 斑:原作"班",《珍》本、《寿世保元》卷二均作"斑"。按"班"乃"斑"之借字,今以"斑"字律之。后同。

病在三焦无人识，三黄石膏汤最可。

发斑之症先咳呕，耳聋足冷定无他。

休发汗，愈斑烂，消斑青黛饮莫慢。

劳力感寒症又异，调荣养胃金不换。

内伤气血外感寒，莫与伤寒一例看，

身出汗，热又渴，如神白虎汤最确。

食积症，类伤寒，发热不恶寒，

呕逆身不痛，头痛休疑痰①，

只消加味调中饮，气口紧盛体变延。

小水利，大便黑，桃仁承气对子说，

热邪传里蓄血症，血热自利病安佚②。

吐血衄血另有方，生地芩连汤最切。

阴隔阳，难遍详，阴极发热面戴阳，

欲赴井中脉无力，急救回阳返本汤。

水不下咽瘀血症，加减犀角地黄汤。

真中寒，真厥症，回阳救急汤连进。

阳毒发斑脉洪数，三黄巨胜汤之症。

再造饮治无阳症，重复发汗汗不定。

---

① 痰：原作"谈"，据《珍》本改。

② 安佚：《珍》本作"安逸"。《寿世保元》作"妥贴"。按"佚"通"逸"。

如狂症,原无热,精采① 不与人相摄,
热结膀胱休误下,桂苓饮子真奇绝。
心下硬痛利清水,热结利症医莫测,
又谵语,又作渴,身热黄龙汤莫错。
口噤头摇名痉痓,如圣饮内抽添诀。
痓后昏沉百合病,柴胡百合汤休越。
亡阳症,过汗多,头痛振振病不和,
筋惕肉瞤虚太甚,温经益元汤最和。
男女劳复阴阳易,逍遥汤治脉沉疴。
脚气症,类伤寒,禁用补剂与汤丸。
暑中身热寒中冷,浮风湿热② 脉之端。
便闭呕逆难伸屈,加味续命汤③ 保全。
撮空症,仔细认,休认风症误人命,
循衣摸床为症验,叉手摸胸不识人,

---

① 精采:此指目睛而言。

② 湿热:《珍》本同。《寿世保元》卷二作"弱
湿"。按此句乃言脉象,故作"弱湿"义胜。

③ 加味续命汤:《珍》本同。《寿世保元》卷二
作"加减续命汤"。

只因肝热^①相伤肺,升阳散火效如神。

睡觉中,忽言语,梦寐昏昏神不主,

汤粥与之虽吞咽,形如中酒多不举,

心火克金越经症,泻心导赤汤急取。

身热渴,不头痛,神思昏昏乱语言,

小水不利大便黑,误投凉药丧黄泉^②,

病传心肺夹血症,当归活血汤最玄。

夹痰症,类伤寒,寒热昏迷头又眩,

涎出口中为症验,七情内损伤之根,

神出舍空乱语言,加味导痰汤可增。

大头病,是天行,项肿恶寒热并煎,

一剂芩连消毒饮^③,痰火^④喉痹尽安痊。

此是先贤千古秘,不是知音莫浪传。

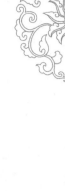

卷之一

福集

013

---

① 肝热:原作"汗热",《珍》本同。《寿世保元》作"肝热"。考本篇后方"升阳散火汤"乃治"邪热乘于肺",《寿世保元》卷二本方乃治"肝热乘于肺金",是"汗"为"肝"字形近致误,故据改。

② 丧黄泉:《珍》本同。《寿世保元》卷二作"命难全"。

③ 芩连消毒饮:考本书后文并无此方,《寿世保元》卷二有"芩连消毒汤",所治与此同,可参。

④ 痰火:原作"痰饮",《珍》本同。据《寿世保元》卷二口诀及方治改。

升阳发表汤① 治冬月正伤寒，头疼，发热恶寒，项脊强重，脉浮紧，无汗。是足太阳膀胱经表症。若头如斧劈，身似火炙者，宜用此方。

麻黄　杏仁　桂枝　甘草　川芎
白芷　羌活　防风　升麻

姜②、葱、豆豉水煎，热服出汗，汗出药止，勿多服。

疏邪实表汤 治冬月正伤寒，头疼，发热恶风，鼻塞，项脊强重，脉浮缓，有汗者，太阳表症也。

桂枝　芍药　甘草　防风　川芎
羌活　白术

姜一片，枣二枚，水煎服。汗不止，加黄芪；喘，加柴胡、杏仁；胸中饱闷，加枳壳、桔梗。

羌活冲和汤 治春夏秋非时感冒暴

---

① 升阳发表汤：考本方与本书治伤寒诸方药物多无用量，《寿世保元》卷二治伤寒方多有之，此不备述，学者可参彼书。

② 姜：此前《珍》本有"用"字。

寒,头疼,发热恶寒,无汗,脊强,脉浮紧。
此足太阳膀胱受邪,是表症。

苍术　羌活　防风　川芎　白芷
细辛　黄芩　生地黄　甘草

姜、葱煎,热服出汗。胸中饱闷,加枳
壳、桔梗。夏月加石膏、知母。有汗,去苍
术,加白术;再不止,去细辛,加黄芪;如再
不止,以柴胡^①加桂枝、芍药一钱,名神术
汤。不作汗,加苏叶。

柴葛解肌汤　治阳明身热,鼻干,不
眠,微恶寒,头痛,眼眶痛,脉微洪。宜解
肌,属阳明经病。其正阳明,别有治法。

柴胡　黄芩　葛根　芍药　羌活
石膏末　白芷　桔梗　甘草

生姜、枣煎服。本经无汗、恶寒,去黄
芩,加麻黄。

柴胡双解散　治少阳经耳聋,胁痛,
寒热,痛呕而口苦,脉来弦数。属半表半

---

① 柴胡:《寿世保元》卷二作"小柴胡汤",于
义较明。

里,宜和解。此经有三禁,不可汗、下、利小便也。

柴胡　黄芩　半夏　人参　甘草　茯苓　芍药

生姜、枣煎服。呕者,加陈皮、竹茹、姜汁;痰多,加瓜蒌、贝母;口渴,加知母、石膏;心中饱闷,加枳壳、桔梗;心下痞满,加枳实、黄连;内热甚,错语、心烦不得眠,合黄连解毒汤;小便不利、大便泄泻,合四苓散;挟热而利,加炒连、白芍药。

桂枝大黄汤　治太阴①腹满痛,咽干而渴,手足温,脉沉实。此为太阳传经热症。

桂枝　大黄　芍药　甘草　枳实　厚朴

---

① 太阴:太,原作"大",据《珍》本改。按大,古与太通。下文凡与阴、阳连用者,均以"太"字律之。又"太阴",《珍》本作"太阴经"。此指足太阴脾经而言。

生姜煎，临服加槟榔磨水二匙入①，温服。

茵陈将军汤 治太阴腹满，身目黄，小便短赤或不利②，燥渴谵语，脉沉有力。此属湿热发黄。若形如火煤，摇头直视，出汗不流，环口黎黑者，不治。

茵陈　大黄　栀子　黄连　枳实　甘草梢　滑石末二钱③

滚水煎，热服，以利为度。但头汗出，身无汗，小便不利，渴饮水浆，身必发黄，宜此药调下五苓散。

六一顺气汤 治伤寒热邪传里，大便结实，口燥咽干，怕热谵言，揭衣狂妄，扬手掷足，斑黄阳厥，潮热自汗，胸腹满硬，

卷之一
福集

017

---

① 入：此后《寿世保元》卷二有"药"字，于义较明。

② 利：此下《寿世保元》卷二有"大便实"3字。

③ 二钱：考前诸药均无用量，此独有之者，乃涉《寿世保元》卷二误衍也。以其原书如此，姑存之。

绕脐疼痛等症。可①代大小承气、调胃承气、三乙承气、大柴胡②、大陷胸等汤之神药也。

柴胡 黄芩 芍药 枳实 厚朴 大黄 芒硝 甘草

滚水煎,临服入铁锈水二匙调服。

如神白虎汤 治身热渴而有汗不解,或经汗过渴不解者,脉来微洪。无渴不可服。

石膏 知母 甘草 糯米 人参 麦门 冬五味 山栀 天花粉

姜一片煎,临服入乌梅汁一匙服。心烦,加竹茹;湿温症,热不退而大便溏者,依古方加苍术。

三黄石膏汤 治阳毒发斑黄③,身如

① 可:原作"或",据《珍》本、《寿世保元》卷二改。

② 大柴胡:原作"柴胡",《珍》本同。然"柴胡汤"治证与本方不合,故据《寿世保元》卷二改。

③ 黄:《珍》本无此字,《寿世保元》卷二本字在下句"身"字之后。

018

涂朱,眼珠如火,狂叫欲走,六脉洪数,燥渴欲死,鼻干面赤齿黄,过经不解,已成坏症,表里皆热,欲发其汗,病热不退,又复下之,大便遂频,小便不利。亦有错治温症,而成此症者。又治汗、下后,三焦生热,脉洪谵语,昼夜喘息,鼻时加衄,狂叫欲走者。

　　黄连　黄芩　黄柏　山栀　麻黄
石膏　豆豉

　　生姜、细茶煎服。

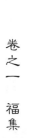

三黄巨胜汤　治阳毒狂妄乱言,登高而歌,弃衣而走,面赤,脉大①有力,发斑黄,大渴,大便燥实。舌②卷囊缩者,难治。此因毒入脏腑。

　　石膏　黄芩　黄连　黄柏　大黄
芒硝　枳实　山栀　甘草

　　姜、枣煎,热服。

────────────

　　①　脉大:《珍》本同。《寿世保元》卷二作"脉数"。

　　②　舌:此前《寿世保元》卷二有"上气喘急"4字。

冲和灵宝饮 治两感伤寒，头疼，身热恶寒，舌干口燥。以阳先受病者，先以此汤导①之。如阴先受病者，当先以六一顺气②攻里下之。如里先下利，身体痛者，又当以回阳救急汤。

羌活 防风 川芎 生地黄 细辛 黄芩 柴胡 知母 干葛 石膏

姜、枣煎，临服加薄荷十片，煎一沸，热报。中病即止。冬月去黄芩、石膏，加麻黄。

桃仁承气汤 治热邪传里，热蓄膀胱，其人如狂，小水自利，大便黑，小腹满痛，身目黄③，谵语，燥渴，为蓄血症。脉沉有力，宜此下尽黑物则愈。未服前而血自下者，为欲愈，不必服。

桃仁 桂枝 大黄 芒硝 甘草 柴胡 青皮 枳实 芍药 当归

---

① 导：《珍》本同。《寿世保元》卷二作"投"。

② 气：此后《寿世保元》卷二有"汤"字。

③ 小腹满痛，身目黄：《寿世保元》卷二同。《珍》本作"小腹满，身痛目黄"。

生姜、枣煎①，临服入苏木二钱，煎二沸，热服。

生地芩连汤　治鼻衄成流不止②者，或热毒入深③，吐血不止者，并治。若见耳目口鼻并出血者，则为上厥下竭，不治。

　　生地黄　黄芩　黄连　犀角　茅根
　　甘草　人参　桔梗　山栀　当归

　　姜、枣煎，临服入捣韭汁墨磨一匙④调之，温服。

消斑青黛饮　治热邪传里，里实表虚，血热不散，热气乘虚出于皮肤而为斑也。轻如疹子，重如锦纹，重甚则斑烂皮肤。或本属阳，误投热药，或当汗不汗，当下不下，或下后未解，皆能致此。不可发汗重令开泄，更加斑烂也。其或大便自

---

①　煎：此下《珍》本有"服"字。

②　不止：《珍》本作"下不止"。

③　深：《珍》本作"营"，《寿世保元》卷二作"胃"。

④　韭汁墨磨一匙：《珍》本同。《寿世保元》卷二作"韭汁、磨墨各一匙"，于义较明，或是。

利,怫郁短气,燥粪不通,黑斑,主不治。凡汗下不解,耳聋足冷,烦闷咳呕,便是发斑之候。

柴胡　玄参　黄连　知母　石膏
生地黄　山栀　犀角　青黛　人参
甘草

生姜一片,枣二枚煎,入醋一匙服。大便实,去人参,加大黄。

加减犀角地黄汤　治烦躁,渴欲饮水,水入不下者。属瘀血在上焦,则邪热入里也。

犀角　生地黄　当归　黄连　苦参
枳壳　桔梗　赤芍药　红花

生姜一片煎,临服入藕汁二匙。如无,韭汁亦可。

柴胡百合汤　治伤寒瘥后,昏沉发热,渴而谵语失神,及百合、劳复、食复等症。

柴胡　人参　黄芩　百合　知母
茯苓　芍药　鳖甲　甘草

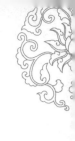

姜、枣煎，临服人生地捣汁一匙，温服。

加味理中汤　治伤寒自受其寒，病直中阴经是也。初得病，无热^①，无头痛，只有腹痛，怕寒厥冷，或下利呕吐不渴，脉沉迟无力。

人参　白术　干姜　甘草　肉桂
陈皮

姜三片煎，临服加木香磨一匙，入姜汁温服。

回阳救急汤　治伤寒初起，无头痛，无身热，便就怕寒，四肢厥冷，或过于肘膝，或腹痛吐泻，或口吐白沫，或流冷涎，或战栗，面如刀刮，引衣踡卧，不渴，脉沉迟无力，即是寒中阴经真寒症，不从阳经传来。

人参　白术　白茯苓　附子　干姜
肉桂　陈皮　半夏　五味　甘草

姜、枣煎，热服。呕吐涎沫，或有小腹

---

① 无热：《珍》本作"无身热"。

痛,加盐炒吴茱萸;无脉,加猪胆汁一匙;泄泻不止,加黄芪、升麻;呕吐不止,加生姜汁。

回阳返本汤 治阴极发躁[①],微渴面赤,欲于泥水井中坐卧者。脉沉迟无力,或脉伏者。不可服凉药。若误认为热症而用凉药,死不可复生矣。服热而躁不止者,宜再服,躁自定矣,决不可服凉药。

附子制[②] 干姜 人参 肉桂 麦门冬 五味 茯苓 甘草 童便

姜、枣煎,临服入蜜二匙,顿服之。无脉者,加猪胆汁一匙;面赤者,加葱七茎;呕者,入姜汁炒半夏。

温经益元汤 治汗下后,头眩振振欲倒地,及肉瞤筋惕;或大汗后卫虚亡阳,汗

---

① 躁:原作"燥",《珍》本同。据《寿世保元》卷二改。下文同改。

② 制:《珍》本无。按本篇方药俱无制法,唯此有之,疑衍。

出不止①,脉来无力。

　　附子　人参　白术　甘草　芍药
当归　黄芪　生地　干姜　肉桂

　　姜、枣、糯米(炒),水煎温服。

　　如圣饮　治伤寒重感寒湿,则成刚柔二痉,头面赤,项强直,手足搐,口噤背张,与瘈疭同法。

　　羌活　防风　柴胡　枳壳　甘草
川芎　人参　白术　白芷　芍药

　　姜一片煎,临服入姜汁、竹沥各二匙,温服。有汗,去枳壳,加桂枝;无汗,去白术,加麻黄;口噤咬牙,加大黄;手足挛搐,加当归。

　　六神通解散　治三月前后感寒疫,头疼,大热,恶寒,体痛而渴,脉浮紧有力,无汗。年力壮盛之人,用羌活冲和汤恐缓,故用此。

　　麻黄　甘草　黄芩　滑石　苍术

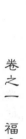

---

　　①　止:此后《寿世保元》卷二有"或下后利不止"6字。

细辛

生姜、葱白、豆豉煎,热服出汗。头痛甚,加川芎;渴甚,加天花粉;身痛甚,加羌活。无头疼恶寒反怕热者,大渴,谵语,大便实,此热邪传里也,去麻黄、苍术,加大黄、柴胡、枳实。

加味调中饮 治伤寒夹食停滞[1],亦有头痛身热,不恶寒为异耳,气口脉紧盛是也。

陈皮　枳实　青皮　厚朴　干姜
白术　砂仁　苍术　草果　甘草

生姜、炒萝卜子一撮煎,温服。

桂苓饮子 治伤寒初得,症无大[2]热,狂言,烦躁不安[3],精采不与人相当。不可认为发狂而用下药,死者多矣。不知此因邪热结膀胱,名曰如狂症。

桂枝　猪苓　知母　泽泻　黄柏

① 滞:原作"寒",据《珍》本改。

② 大:原无,据《珍》本补。

③ 安:原作"妥",形近致误,《珍》本同。据《寿世保元》卷二改。

甘草梢　滑石

生姜三片、灯心二十四茎煎,温服。

逍遥汤　治伤寒瘥后,发大热昏沉,错语失神,小腹绞痛,头不能举,足不能移,眼中生花,百节解散,热气冲胸,男子则阴肿,入小腹攻刺;妇人则里急,腰胯重,引腹内痛。此男女劳复、阴阳易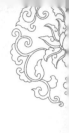①也。

知母　人参　竹青　茯苓　甘草
生地黄　黄连　滑石　猳鼠粪两头尖者,十四枚

姜、枣煎,临服入烧裈裆末调服。阴头痛即愈矣。

黄龙汤　治伤寒下利纯清水,心下硬痛而渴,谵语怕热者。

大黄　芒硝　枳实　厚朴　甘草
人参　当归　年老气血虚者去硝。

姜三片、枣二枚煎之后,再加桔梗煎

----

① 劳复、阴阳易:《寿世保元》卷二本方云:"伤寒瘥后,血气未平,劳动助热,复还于经络,因与妇人交接淫欲而复发,不易有病者,谓之劳复。因交接淫欲而无病人反得病者,谓之阴阳易。"

一沸，热服。以利为度。

调荣养胃汤　治有患头痛，身热，恶寒，体痛，脚腿酸疼，微渴，自汗，脉浮无力。此劳力内伤气血，外感寒邪，名曰劳力感寒症。

黄芪　人参　白术　陈皮　当归
川芎　柴胡　羌活　防风　甘草

生姜、枣子、葱白煎服。

升阳散火汤　治伤寒热症①，叉手摸心，寻衣莫床，谵语昏沉。此邪热乘于肺，元气虚，不能自主，名曰撮空症。小便利者可治，不利者难治。

人参　当归　黄芪　柴胡　麦门冬
芍药　陈皮　甘草

姜一片，枣二枚，入金银首饰煎之，温服。有痰，加姜炒半夏；大便实而燥渴、谵语，加大黄。

再造汤　有患头痛，身热，恶寒，脊

---

① 热症：原作"热痞"，据《珍》本、《寿世保元》卷二改。

强,用汗剂二三次,汗不出,此阳虚不能作汗,名曰无阳症。

　　黄芪　人参　桂枝　甘草　熟附
羌活　细辛　川芎　白术　芍药　夏月
去附、辛,加石膏。

　　姜一片、枣二枚煎①,临服入童便以
助阳气。

当归活血汤　有患无头疼恶寒,只发
大渴,口出无伦语,此内伤血郁肝脾之症,
使人昏迷、沉重、错语,故名挟血,如见鬼
祟矣。

　　当归　赤芍药　甘草　红花　桂枝
干姜炒　枳壳　柴胡　人参　生地黄
桃仁泥二钱②

　　姜一片,水煎温服。大便实而谵语,
加大黄利之。

加味导痰汤　有患憎寒壮热,头疼迷

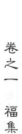

----

①　煎:原无,《珍》本同。据上下文例补。

②　二钱:《珍》本同。按本方他药俱无用量,
此独有者,或强调其不可过量也。后凡类此者不再
校注。

闷，口出无伦语，此内伤七情，以致痰迷心窍，神不守舍，故名挟痰，如鬼祟矣。

茯苓　半夏　南星　陈皮　甘草
枳实　黄芩　黄连　白术　桔梗

生姜一片，水煎，临服入姜汁少许。
一方加人参、瓜蒌仁。

泻心导赤饮　治伤寒渐变神昏不语，或睡中独语一二句，目赤神焦①，将水与之则咽，不与则不思，形如醉人。此邪热传入心经，因心火上而逼肺，所以神昏，故名曰越经症。

山栀　黄芩　麦门冬　滑石　甘草
人参　犀角　知母　黄连　姜炒茯
神　灯草二十根

姜、枣煎，临服入生地黄汁二匙。

复元汤　有患伤寒无头疼，无恶寒，身微热，面赤微渴，目无精光，口出无伦语，脉数无力，此汗下太过，下元虚弱，无

---

①　目赤神焦：《珍》本同。《寿世保元》卷二作"目赤舌焦"，于义为顺。

根虚火泛上,名曰戴阳症。

熟附　黄连　甘草　人参　五味子
麦门冬　知母　芍药　童便

姜、枣煎,临服入葱白二茎捣汁调之,
温服。

安神益志汤　治伤寒虚烦,心惊,微
热,四肢无力体倦者。又治六七日别无刑
克症候,昏沉不知人事,六脉俱静者,无脉
欲出汗者。

柴胡　人参　麦门冬　知母　五味
子　竹茹　茯苓　远志　生地黄　当归
甘草　黄连_{姜炒}

姜、枣煎服。

熊胆夺命散　治伤寒热极发狂,不认
亲疏,燥热至甚,神效。

熊胆一分,研末,凉水调服,立苏。

点眼圣仙方　治伤寒并① 大头瘟肿
项,疟疾,痘疹等症。

人尿　猫屎　狗屎各一两。用黍糠二升炒

---

① 并:《珍》本无。

黄色，入前三味制过，各净用六钱　山茨菇五钱　白犀角锉，七钱　羚羊角锉，七钱　火硝七钱　黄连去毛，六钱　血竭　没药各五钱

上共为细末。将小枣剖开去核，每一个入药末二分，合上，用针将枣刺遍眼，乌金纸包裹。入阳城罐内封固，打火线香一炷，取出冷定，去枣上皮，每枣包连枣秤一钱，研细，入好片脑三分，共研极细。如伤寒，点男左女右大眼眦，汗出即愈。如伤寒十二日无汗者，用药吹入男左女右鼻孔，汗出即愈。如阴症、瘟疫头项俱肿者，俱如上点，汗出即愈。驴、马中结，点眼亦瘥。

年分散　治伤寒头痛身痛，发热恶寒，无汗。田承奉传。

雄黄南星半夏，　川乌草乌朱砂，

更加一味白天麻，姜葱酒调送下。

伤寒无汗被盖之，万两黄金无价。

上俱生用，为末。每服半分，出汗如神。

千金散　治症同前。张承奉传。

苦实①去皮,用香油焙黄色,为末。每服三分。先吃绿豆汤一二钟,次将药用绿豆汤调服,再吃绿豆汤一二钟,汗即出,神效。

预防伤寒　韩典宝传

六月六日三伏时,采黄蒿阴干,冬至日捣为末。待正月初一日早晨,蜜水调,浑家大小各吃一口。一年不犯伤寒。

伤寒日久汗不出者　用梨一个,姜一块,同捣取汁,再入童便一碗,重汤煮,热服即汗。

瘟　疫

神效清震汤　专治天行瘟疫,头面肿盛,咽喉不利,舌干口燥,憎寒壮热,时气流传,亲戚不相访问,染之多不救。若依此方服之,无不应验。

---

① 苦实:马钱子之异名。

羌活一钱　荆芥　牛蒡子①　防风　葛根　柴胡　赤芍　独活　白芷　前胡　川芎各八分　升麻　甘草各六分　薄荷七分

姜、葱煎，出汗。

内②府仙方　治肿项大头病。

僵蚕二两　姜黄　蝉退各二钱半③

上为细末，合一处，姜汁打面糊为丸，每丸重一钱。小儿半丸，蜜水调服，立愈。

逼瘟丹

广零陵香　小零陵香　苍术　茅香　藿香各八两　香附子　山奈子　川芎　藁本各四两　细辛　白芷　甘松　防风　远志各二两　檀香　沉香　降真香　樟脑　乳香　辰砂　焰硝　安息香　鬼箭草

---

①　牛蒡子：原作"牛旁子"，《珍》本同。乃药名之俗写，今以"牛蒡子"律之。后同。

②　内：原作"肉"，《珍》本同，据文义改。

③　各二钱半：《珍》本作：姜黄二钱半，蝉退二钱半。后凡有药物用量分、合写法异文者，均以底本为准，不再出校。

各一两　大皂角二十四个

上为细末，水和丸，任意大小，黄丹为衣。

二圣救苦丸　治伤寒、瘟疫，不论传经过经，俱可服。

大黄四两，切片，酒拌蒸　牙皂二两

上为细末，水打稀糊为丸，如绿豆大。每服三五十丸，绿豆煎汤，待冷送下，即汗而愈。众人病一般者，此瘟疫也，即服此药，汗出立已。

中　暑

天水丸　治中暑身热，小便不利。此药性凉，除胃脘积热，治一切热病。

白滑石水飞，六两　大粉草微炒，一两

上为细末，生蜜捣为丸，如弹子大。井水化服一丸。

九似丸　治伏暑、暍，变生诸症，头疼壮热似伤寒，寒热往来似疟疾，翻胃呕吐似膈气，大便下血似肠风，小便不利似淋沥,饮食无度似消渴,四肢困倦似虚劳,眼睛黄赤似酒疸,遍身黄肿似食黄。

舶上硫黄　白矾　玄精石　滑石

石膏煅,江水浸一宿　盆硝　甘草炙,各半两

寒食面一两

上为细末,滴水丸如弹子大。每服一丸,用热水一呷许浸透其药,然后以姜汁、蜜各少许,先嚼芝麻一捻,咽下,不拘时服。

梅苏丸　治上焦热,润肺生津。

乌梅不拘多少,温水洗净,取肉半斤　白沙糖半斤

上为细末,入南薄荷头末半斤,再捣成膏,丸如弹子大。每用一丸,口中噙化。行路备之,解①渴极妙。

千里水壶芦

白沙糖　白杨梅去核　南薄荷　乌梅去核,各二两　百药煎　天门冬酒浸,去心　麦门冬酒浸,去心　白檀香各一两

---

① 解:《珍》本作"戒"。

上为细末，炼蜜为丸，如樱桃大。每
用一丸，嚼化①。

内　伤

参术膏　治饮食失节，损伤脾胃，劳
役过度，耗伤元气，肌肉消削，饮食不进。

拣参_{去芦，二两}　白术_{去芦、油，八两}

上锉片，入砂锅内，水六碗，熬至二
碗，滤取汁，再入水熬。如此四次，共得汁
八碗，滤净去渣，将汁再熬至二碗，入蜜二
两，再熬成膏，瓷罐盛，入土埋三昼夜出火
毒。每服二三匙，白米汤下，不拘时，任
意服。

调和大补羹

大米　小米　糯米　薏苡仁　莲肉
芡实　山药　白茯苓_{各等分}　白糖_{少许}

上炒熟黄色，为末。每日空心白滚汤
和羹食之。

---

① 化：原作"此"，据《珍》本改。

伤　食

消滞丸　消酒,消食,消水,消气,消痞,消胀,消肿,消积,消痛。

黑牵牛炒,取头末,二两　南香附米炒
五灵脂各一两

上为细末,醋糊为丸,如绿豆大。每服二三十丸,食后淡姜汤送下。

消导平胃散　治饮食所伤,胸膈痞闷,肚腹疼痛。

苍术米泔制　陈皮　厚朴姜汁炒　神曲炒　麦芽炒　枳实麸炒　香附米　甘草

姜、枣水煎,温服。伤肉食,加山楂;腹痛,加莪术;恶心,加砂仁;有痰,加半夏;伤酒,加姜炒黄连、干葛。

健脾丸

枳实一两,麸炒　白术三两,麸炒　陈皮二两　神曲一两,炒　木香五钱　半夏姜制　黄连炒　黄芩炒　厚朴姜制　当归酒洗　香附子去毛　大麦芽炒　白芍酒炒　白茯苓去皮,

各一两　川芎五钱

上为细末,用荷叶煮糯米糊为^①丸,如桐子大。每服四五十丸,食后白米汤下。

痰　火

神异痰火膏子

生地黄四斤　熟地黄　核桃肉　红枣肉　莲肉　柿霜　山茱萸去核,各一斤　甘枸杞　胡黄连　人参　知母　贝母　银柴胡　诃^②子肉　牡丹皮　地骨皮　山药　黄芪　黄芩　黄柏　陈皮　白沙参　杏仁去皮尖　桔梗　黄菊花　五味子　白芍　栀子　香附　松花　天门冬去心　麦门冬去心　厚朴　姜炒　枳壳去瓤^③　当归　白术去芦　桑白皮　天花粉　瓜蒌仁

卷之一　福集

039

---

　① 为:《珍》本无。

　② 诃:原作"柯",据《珍》本改。

　③ 瓤:原作"穰"。按瓜果之肉多作"瓤",禾茎之芯多作"穰"。然2字古通,本书常相混用,今凡言瓜果者以"瓤"律之,后同。

白茯苓　乳香　没药　玄胡索　玄明粉　鹿角胶　粟壳　柏子仁_{以上四十味各四两}　梨汁_{五斤}　藕汁_{二斤}　五加皮_{六两}

上用甜水一大锅,将生熟地黄煮熬稠水十碗,收起;又用水一大锅再煮熬,待稠浓,收十余碗汁。将二黄用冷水磨,细绢袋滤渣。将煎调药下锅,用水一大桶,煮一次,收水十碗;如此将药煮熬五次,取水五十碗。将煎煮二黄汁投入诸药汁和匀,仍再将水用细绢袋滤净,只用净药水,下铜锅,以文武火熬成膏子,下蜂蜜五斤,再熬一二沸时,下松花、玄明粉、白矾、乳香、柿霜、梨、藕,已成膏子熟美,用瓷罐盛之,勿令泄气。每日早用三钱,以滚水和食,不拘食之前后,永无痰火。仍将诸药渣为末,炼蜜为丸,如梧①子大。每服五十丸,不拘时滚水送下。

────────────

① 梧:《珍》本作"桐",均为"梧桐"之省语。后凡有梧、桐、梧桐之异文者,均以底本为准,不再出校。

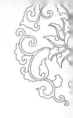

法制陈皮

清①气化痰，甚妙。

广陈皮一斤　青盐　五味子　甘草各四两　山茱萸去核　乌梅去核，各二两

将陈皮在温水浸一宿，取出，将内白刮去，晒干，将青盐等五味置砂锅底，陈皮在上，水可满陈皮，用文武火烧干，只用陈皮，任意嚼下。

治痰火

广陈皮四两　甘草一两

二味盐水炒黑色，为末，加玄明粉二两，神曲糊为丸，绿豆大。每服五十丸，食后茶下。

钓痰仙方

硼砂　白矾半生半枯　瓷青上细瓷打下青，研极细　青礞石②煅红，淬生姜汁内。各一钱　瓜蒂五分

共研极细末。每用二厘，薄荷浓汤调入鼻内即愈。

---

①　清:此前《珍》本有"食之"2字。

②　青礞石:原作"青蒙石"，按"蒙石"乃"礞石"之俗写，故据《珍》本改。

秋露白　治痰火。

经霜丝瓜，自根至蔓留尺五长断[1]，余藤不用。将断蔓就地脉接水二日，用瓶罐扎严埋地，不要漏土。每一棵[2]盛者可取二碗水，小者亦取得水一碗，共埋地下。临用痰火甚者二两，轻者一两，以麦米白糖化，对[3]甜为则。缓则[4]化糖连瓜水重汤炖[5]，取下露一夜，一气饮之；急则煮化放冷饮下，即消痰利膈。如米糖无，以白砂糖亦好。

瓜蒌膏　治上焦痰火如神。

青嫩瓜蒌，洗净，切片捣烂，用布绞取汁二碗，入砂锅内，慢火熬至一碗。加真

---

① 留尺五长断：即留一尺五寸长，然后截断。

② 棵：原作"科"，乃"棵"之同音借字，今回改为本字。后同。《珍》本作"料"，非是。

③ 对：《珍》本同。配也。或为"兑"之同音借字。

④ 则：原无，《珍》本同。下文云："急则煮化。"与此为对文，是亦当有"则"字，故据补。

⑤ 炖：原作"顿"，《珍》本同。按"顿"乃"炖"之同音借字，今回改为本字。后同。

竹沥一小盏，白蜜一碗，再熬数沸，瓷罐收贮。每用一小盏，倾茶瓯中，白滚汤不拘时服。

咳　　嗽

治咳嗽方

清油一两　蜜三两　生姜自然汁三两
诃子皮　白矾各五钱

慢火熬黑如漆。空心服二匙，最效。

治咳嗽如神

槐花　杏仁去皮，另研。各四两　人参五
钱，为末

上为末，炼蜜丸，龙眼大。每一丸，临卧嚼化下。

治寒热久嗽方

川芎　官桂　薄荷　细茶各等分

上为末。用茶罐一个，盛火在内，以
药末些须散入内，烟起，即用书本覆上口，
烟从罐嘴出，患人用口吸烟咽之，米汤随
即压下。神效。

治咳嗽

桑白皮一两　枯白矾五钱

上为末，面糊为丸，如梧子大。每服五十丸，食远淡姜汤下。

治咳嗽

杏仁去皮尖　胡桃肉去皮，各等分

上二味研为膏，入蜂蜜少许。每服一匙，临卧姜汤调下。

治肺热咳嗽久不愈者

石①膏火煅红，为末。每服二钱，食远用蜂蜜水调下。

治喘嗽

萝②卜子二两蒸熟，皂角烧存性为末。每服二钱，蜜水调下。

治喘嗽

杏仁去皮尖，童便浸，一日一换，半月取出，焙干，研如泥。每服一指顶大，薄荷蜜水一匙，水一钟，煎半钟，食后服。

治痰嗽

用黄熟瓜蒌一个，取出子若干数，照还去皮杏仁于内，火烧存性，醋糊

---

① 石：此前《珍》本有"用"字。

② 萝：此前《珍》本有"用"字。

为丸,如梧子大。每服二十九,临卧时白
萝卜汤送下。

治久嗽　川椒一百粒,去目,为末;杏
仁一百粒,去皮尖;小红枣五十枚,去核。
共捣如泥,丸如小枣大。每服一二枚,临
卧时细嚼咽下。

治吐脓血咳嗽　半夏二两,先用白矾
滚水浸十日,再生姜汁浸五日,阴干为末,
甘草二两熬汁为丸,如樱桃大。早晚噙化
一丸,神效。

治痰嗽神效方

生矾　枯矾各五钱　槐子炒,一两　辰砂
三钱

上为末,醋糊丸,如梧子大。每服三
十九,姜汤下,日三服。

治咳嗽吐脓,乃肺伤也

知母　贝母　白及　枯矾各等分
上研细。每服三钱,生姜三片,嚼服。
三五服后即已。

齁　喘

治喘嗽

半夏　麻黄　石膏　杏仁_{去皮尖}　细
茶　甘草　川芎_{少许}　粟壳_{少许}　淡豆豉

锉生姜三片,水煎服。

治齁喘

千叶雌、雄黄　牛黄　片脑_{各一分}

上为末,面糊丸,如绿豆大。每服一
丸,临卧温茶送下。

疟　疾

塞鼻丹　治疟疾。

草乌_{一个}　巴豆_{三个}　胡椒_{七个}　枣
二个

上三味 ① 为末,枣肉为丸,如梧桐子

---

①　三味:《珍》本作"四味",盖连枣数之也。

大。每用一①丸，棉花②裹，男左女右塞鼻孔中，于未③发之先。

治疟疾方

木鳖子七个，炮过去壳，刮去贴肉绿皮　全蝎七个，去头足，焙干　槟榔结实者佳　广木香　砂仁　草果火炮　知母去皮毛　贝母去心。各一钱五分④

为末。每服一钱五分，烧酒送下。

龙虎丹　治疟。端午午时制。

龙骨　虎骨等分

为⑤末，水丸如弹子大，朱砂为衣。临发日，预握男左女右手心内即止。

截疟丹　治诸疟。

端午日，以独蒜不拘多少，捣烂，入好黄丹研匀，干湿得所，搓作丸，如龙眼大，

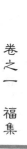

---

① 一：原作"九"，涉下"丸"字致误，据《珍》本改。

② 棉花：原作"绵花"，《珍》本同。据文义改。

③ 未：原作"末"，据《珍》本改。

④ 一钱五分：《珍》本作"各一两五钱"。

⑤ 为：此前《珍》本有"上二味"3字。

晒干收贮，但疟疾发一二次后，临发日鸡鸣，以一丸略槌碎，面东井花水下。

治疟疾仙方　不拘年月新久。

柴胡　黄芩　乌梅　草果　桂皮
槟榔　干姜　知母各一钱　陈皮　半夏各一钱二分

寒多干姜二钱，热多知母二钱。酒水煎，空心服。

痢　疾

治痢不拘赤白　白萝卜捣取汁，与蜂蜜停对，服三四匙即愈。

治血痢　用苦参炒为末。每服半钱，米汤调下。

治白痢　肉豆蔻面包煨过，入乳香一粒，为末。每服二三分，米汤调下。

治噤口痢[①]，不思饮食　莲肉不拘多少，为细末。每服二钱，蜜水调下。

---

① 噤口痢：原作"禁口痢"，《珍》本同。按"禁"为"噤"之借字，今以"噤口痢"律之。后同。

又方 糯米半升,入生姜汁浸,炒为末。每服三钱,白汤调下。

椿根散 治痢疾如神。

椿根白皮二两 松花面 地榆 荷叶蒂约四指长,各一两

上和匀,为末。若白痢白①糖调服,红痢黑②糖调服,立止。

妙应散 治远近痢疾。

用男左女右旧草鞋一只,取中心一寸许烧存性,为末。用黄酒调服,或井花水亦可,立止。

治下痢噤口不饮食 黄鸡一只,制如食法,以炭火炙之,盐、醋、椒末搭之,炙令香熟食。患人在侧,闻香即食其肉。

治久痢 酸石榴皮一个,劈破,火烧黑灰为末。每服二钱,不拘时,米汤调下。作丸服亦可。

治赤白痢疾久不止者,神效 乌梅六

---

① 白:此前《珍》本有"用"字。

② 黑:此前《珍》本有"用"字。

七个，烧存性，为末。空心黄酒调，一服见神效。

久痢神丹

鸦片五钱　牛黄　冰片　麝香各三分半

木香　沉香　朱砂各二钱　乳香　雄黄各一钱

上为细末，烧酒为丸，如绿豆大，朱砂为衣。每服一丸，空心服。白痢井水下，水泻米汤下①，红痢黄连水下，赤白痢井水下。忌醋、茄子菜②。

泄　泻

治大人小儿脾虚泄泻方

丁香　木香　陈皮　甘草炒　白术去芦,土炒　泽泻　茯苓去皮　藿香　厚朴姜汁炒　冬瓜仁去壳　白芍酒炒,各等分

上为末，炼蜜为丸，如鸡头子大。每

---

①　水泻米汤下：此5字，《珍》本在下文"红痢黄连水下"之后。

②　忌醋、茄子菜：此5字，《珍》本在上文"赤白痢井水下"之前。

服一二丸，米汤或淡姜汤下。

万补丸 治脾胃不和，溏泄晨泄，一切脾气不足；治男子遗精，女人赤白带下，尤妙。

苍术八两　厚朴去皮　陈皮各五两　甘草　小茴略炒，各三两

上为末，听用。将牙猪肚一个，莲肉（为末）半斤，将猪肚擦洗极净，入莲肉末于中，线扎住。用猪腰[①]二个同煮，用童便煮极烂为度，取出捣如泥，和[②]前药再捣极匀，为丸如梧子大。每服七八十丸，姜汤送下，白水亦可。

金丹散 治水泻。

箱壳子[③]不拘多少，炒去刺、黄色，为末。每服三钱，姜汤调下。小儿服一钱五

---

① 猪腰：即猪腰子，为猪肾之俗称。

② 和：原无，文义不顺，据《珍》本补。

③ 箱壳子：按本草无此药名，或为"罂粟壳"之俗称。

分① 即止。

霍　乱

顺逆丹　治霍乱上吐下泻,伤食腹胀。

白术去油、芦,土炒　白茯苓去皮　陈皮　厚朴去皮,姜炒　泽泻各一两　猪苓八钱　苍术米泔浸,炒,一两五钱　神曲炒　麦芽炒,各七钱　砂仁三钱　木香二钱　甘草炙,五钱

上为末,炼蜜为丸,如龙眼大。每服一丸,滚水化下。

秘方　治霍乱吐泻。

干姜、胡椒、胡黄连各二分　绿豆粉五分

上为末。每三分,沸汤点服。

治霍乱吐泻转筋　筋粗大如桃李,挛缩,痛不可忍。

秫菊叶煎汤,饮之即效。

①　一钱五分:《珍》本作"一钱半",义同。后凡药物用量写法不同者,均以底本为准,不再出校。

青　筋

白虎丸　治青筋初觉，头疼恶心，或心腹、腰背、遍身疼痛，憎寒壮热，不思饮食。此瘀血上攻，即进一服，当时血散。若遇三五日，青筋已老，多服亦效。及妇人崩漏带下，久患赤白痢疾，或打扑内损，血不能散。

古矿灰^① 不拘多少，杂色泥土，为末，水飞晒干

上为末，水糊为丸，如梧桐子大。每服三五十丸，温烧酒送下。看病轻重加减丸数。

翻　胃

噎食方

皂矾 黄糟正发者，控干，各二两　**硼砂**

硇砂各一分半

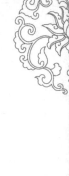

---

①　古矿灰：陈石灰也。《万病回春》卷三作"千年石灰"，《本草纲目》亦将"矿灰"为"石灰"之异名，可证。

俱拌在前二味内,装入老酒瓶内,封固令干。先文后武火煨半日,取出。利^①就三钱作三服,先一服将药末放舌上,即用酒送下;第二服以酒调作一硬块放舌上,亦用酒送下;第三服亦用酒调服。连兰服一日服尽,立愈。

治五噎,如神

雄黄　五灵脂各五钱

上为末,黑狗胆丸,如梧桐子大。每服七丸,靛缸水送下。

又方　螺蛳二升,米泔浸一宿,去螺取水,澄取泥焙干为末,酒下。忌一日饮食不吃,如神。病重,加一服。

治翻胃

胡桃肉　旧铜钱　蜂蜜各五钱

上捣三千下,丸如弹子大。噙舌下,不可嚼,待消自化下,即愈。若随食随吐者,加珍珠末二分。

① 利:《珍》本同。疑为"立"字音近致误。立,即时,立刻。

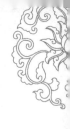

又方

干糟六两　生姜四两　甘草炙,二两

为末,同捣作饼,焙干为末。每服二钱,用盐汤调下。

魏灵丹　治噎食,转食,痞疾。

真阿魏　五灵脂各等分

上为细末,用黄狗胆汁为丸,如绿豆大。每服五七丸,小儿三丸,白滚汤送下,有痰姜汤下。忌生、冷、葱、蒜、鱼、面。其中满中窄,贲豚伏梁,肥气癥瘕,十常八九有效。

治翻胃　用枣一枚,去核,裹全斑蝥① 一个,湿纸包,慢火煨熟,将斑蝥弃之,用枣。细嚼,空心米汤送下。

又方　用甘蔗汁七升②,生姜汁一

---

①　斑蝥:原作"班猫",《珍》本同。乃药名之俗写,今以"斑蝥"律之,后同。

②　甘蔗汁七升:原作"甘蔗七升汁",文义不顺,据《珍》本乙正。

升①,二味和匀,分作二服,效。

又方 用黑驴尿一钟,服之即愈。有虫吐出。

又方 五月五日,山里去处寻野人肝即人大便是也,用真阿魏等分为细末,空心用生姜薄片蘸药食之,其效如神。

治翻胃转食 用干柿饼三个,连蒂捣为细末。酒调服,如神。

咳　逆

七粒散 治咳逆②。

柿蒂七个,焙干为末。黄酒调下,立止。外用雄黄二钱,酒一盏,煎至七分,急令患人嗅其热气,即止。或有硫黄、乳香等分,酒煎嗅之亦可。

---

　　① 生姜汁一升:原作"生姜一升汁",据《珍》本乙正。

　　② 咳逆:古病名,出《伤寒明理论》,即今之呃逆。

嗳　气

南极丸　治胃中有火、有痰、有郁,作
嗳气。

南星汤泡透,切片,姜汁浸炒　半夏同上制
软石膏　香附子童便浸,炒　栀子炒,各等分

上为细末,水打神曲糊为丸,梧子大。
每服五七十丸,临卧姜汤送下。

吞　酸

茱连丸　治郁积吞酸吐酸。

苍术米泔水浸,炒　陈皮　白茯苓去皮
半夏汤泡透,切片,姜汁炒,各一两　黄连姜炒,一两
半,夏月倍用　吴茱萸炒,一两[①],冬月倍用

上为细末,蒸饼水打稀糊为丸,如绿
豆大。每服三十丸,食后姜汤下。

---

①　一两:此 2 字原脱,《珍》本同。据《寿世保
元》卷三补。

嘈　杂

三圣丸　治糟杂。

白术去油、芦,四两　红陈皮一两　黄连姜汁炒,五钱

上为末,神曲糊为丸,如绿豆大。每服五十丸,津液下,或姜汤半日亦^①可。

七　气

交感丹　治一切公私拂情,名利失志,抑郁烦恼,七情所伤,不思饮食,面黄形羸,胸膈痞闷、疼痛等症。

南香附米一斤,长流水浸三日,砂锅炒干,为末　白茯神去皮、木,为净末,四两

上搅匀,炼蜜为丸,如弹子大。每清晨细嚼一丸,白滚汤下,陈皮汤亦可。

神仙一块气　治诸气,食积,及噎膈痞满,胸胁刺痛;癥,疝气,并皆治之。

青皮　陈皮　三棱　莪术　香附童便

---

① 亦:原作"即",据《珍》本改。

炒,各一两　神曲　麦芽　白丑头末　槟榔

萝卜子　郁金　黄连各五钱　枳实三钱　皂

角　百草霜各二钱半

上为末，面糊丸，如绿豆大。每三十

丸，视疾之上下为食之先后，热酒、姜汤

任下。

痞　满

枳术丸　治心下坚如盘。

枳实一钱,麸炒　白术三分

水一钟，煎至七分温服。

治气结聚心下不散　用桃树上不落

干桃子三两，为末。每服二钱，空心温酒

调下。

香砂枳术丸　治脾胃虚弱，饮食减

少，胸膈痞闷，宜服之。

枳实麸炒①,一两　白术二两　香附子各

五钱

---

①　麸炒:原作"尖炒",《珍》本同。义难明,据
文义文例改。

为末，汤浸蒸饼为丸，如桐子大。每服三十九，食远白汤下。

劳 瘵

治劳嗽吐脓血

款冬花_{一钱四分}　藕节_{六分}

上共锉，为一罐，内铺灰火，上放熟炭四五块，将药全放火上，用布围罐口，病人以口鼻受烟气入腹，每日清晨一次，不过三次愈。

治劳疾眠阳① 方

鳖头_{一个}　麻黄根_{二两}

皮硝以水煮一炷香，取出；麻黄根切碎，晒干；鳖头用面包煨熟焦，去面，将此为末，以皮硝水打面糊为丸，如绿豆大。每服三十五丸，无根水送下，自然安眠。任意食肉饮酒，不可用烧酒，宜十全大补汤调治。

---

①　劳疾眠阳：劳瘵阴虚火旺，多有阴茎勃起，阳强不倒者。本方可使阴茎萎缩，故称"眠阳"。

治阴虚火动,发热咳嗽痰喘

人乳一盏　童便白者,一钟　竹沥半盏
姜汁二匙

上四味合一处,入瓷碗内,重汤煮熟。
空心一服,午间一服,晚上一服。

治传尸劳瘵及传染灭门者　用鳗鲡

鱼白水煮食之;用骨烧烟熏病人。断根。

治劳瘵好食诸物而有劳虫者　猪

肝①、心、肺一付,去胆;用白茎蓖麻子仁
一两,石膏一钱,乳香、没药各三分,葱白
三根,用酒研烂,灌入肺管内;用河水五十
斤,桑柴五十斤,文武火煮干水为度,限三
日吃完。如肝②吃不尽,作丸用之。
神效。

八珍膏　治劳瘵。

用梨汁、萝卜汁、藕汁各一碗,柏枝捣
烂;用童便熬浓汁一碗、稀一碗;乳汁一碗
共熬成膏,再入知母、黄柏各二两(为

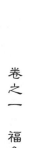

----

　　①　猪肝:《珍》本"猪"前有"用"字;后无
"肝"字。

　　②　肝:《珍》本作"肺"。

末），入膏搅匀。每服二茶匙，白水送下，其疾自愈。

清肺饮　治男子阴虚火动，发热，咳嗽，吐血，盗汗，痰喘，心慌。

当归　白芍　生地　麦门冬　生知母　贝母　紫菀①　前胡　黄连　五味子　地骨皮　人参　甘草各等分

水煎，入童便一钟同服。

滋荣健脾丸　治阴分不足，四肢倦怠，脾气不能布化，或五心烦热，盗汗，将成劳瘵；或大病后羸瘦，一切不足之症。

白术六两　白芍炒　白茯苓各五两　当归酒洗　橘红各四两　川芎三两半　甘草蜜炙，三两　生地酒浸　麦芽炒　枳实麸炒　山楂②肉蒸　黄连姜炒，各二两半

上为末，酒糊丸，如梧子大。每服七八十丸，白水下。

---

① 紫菀：原作"紫苑"，《珍》本同。乃药名之俗写，今以"紫菀"律之。后同。

② 山楂：原作"山查"，《珍》本同。乃药名之俗写，今以"山楂"律之。后同。

失　血

清火凉血汤　治吐血，一服立已。

当归尾_{酒洗}　赤芍药_{酒洗}　生地黄_{酒洗}

百合　贝母_{去心}　栀子仁_{炒黑}　麦门冬_各

_{一钱}　川芎　熟地黄　桃仁_{去皮尖}　阿胶_蛤

_{粉炒，各五分}　牡丹皮　蒲黄_{炒黑，各七分}

加生姜一片，水煎服。

治吐血成斗，命在须臾 ①

管仲 ② _{为末，二钱}　血余_{灰，五分}　侧柏叶

_{捣汁，一碗}

放一大碗内，重汤煮一炷香，取出，待
温入童便一小钟，黄酒少许，频频温服，
立止。

将军丸　治吐血不止，一服如神。

大黄酒拌，九蒸九晒，为末，水丸。每
服四五十丸，白滚水下。下血，用条芩
汤下。

---

① 　按本方《万病回春》卷四取名"贯仲汤"。

② 　管仲：亦名贯仲，乃贯众之异名。

衄 血

衄血[1] **久不止**　驴粪焙干为末,血余烧灰,等分。每少许吹鼻,立止。

止血方　吐、咳、衄血,下血,皆止。

鲜藕汁上[2]　白萝卜汁上　刺脚芽汁 _{即蒌蒌芽,上}　韭汁_中　生姜汁_下

上合一处,碗盛炖热,不拘时服,立效。

治鼻衄神法　勿令患人知,以井花水忽然猛噀其面,即止。

衄血神方

人乳　童便　好酒

三味重汤　煮沸,饮之立止。

灸衄血方　灸项后发际两筋间宛中三壮,立止。盖自此入脑注鼻中。

---

①　衄血:《珍》本作“鼻衄”。

②　上:此与后文“中”“下”,皆指药物剂量比例而言。

眩　晕

将军九战丸　治头目眩晕，多是痰火。

大黄不拘多少，酒拌九次，蒸九次，以黑为度，晒干为末，水丸。每五十丸，临卧白水送下。

治酒虚头晕

小川芎一两　羌活　藁本　蔓荆子香白芷各五钱

上为细末。每服五钱，入牛脑髓内，好黄酒煮熟，连酒脑服之。

麻　木

止麻消痰饮　治口舌麻木，涎及嘴角，头面亦麻，或呕吐痰涎，或头眩眼花，恶心，并遍身麻木。

黄连　半夏　瓜蒌　黄芩　茯苓桔梗　枳壳　陈皮　天麻　细辛　甘草南星

血^①虚加归，气虚加参。亦有十指麻木，胃中有湿痰死血，加二术，少佐熟附子。行经中死血者，四物加桃仁、红花、韭汁。忌生冷、鱼腥、发风^②、发热之物。

癫　狂

独参丸　治狂邪举发无时，披头大叫，欲杀人，不避水火。

苦参不拘多少，为末，炼蜜为丸，如梧桐子大。每服二三十九，薄荷汤送下。

一方　治气心风，即是痰迷心窍，发狂乱作。

以花蕊石煅，黄酒淬一次，为末。每服一钱，黄酒送下。

养血清心汤　治癫狂喜笑不常。

人参　白术　茯神　石菖蒲　远志各一钱，甘草水煮，去骨　酸枣仁炒香，一钱　当归

---

① 血：此前《珍》本有"如"字。

② 发风：此2字原脱，据《珍》本及《寿世保元》卷五补。

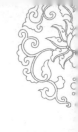

一钱五分　川芎　生地各一钱　甘草五分

水煎服。

治喜笑不休神方

先用食盐二两，成块烧令红，放冷研细。以河水一大碗，同煎三五沸，待温，分三次啜之，须臾以钗探喉中，吐去热痰数升，以黄连解毒汤加半夏、竹沥、姜汁服，不数剂而愈，神效①。

五　痫

清明丸　治风痫。久服其痰自②小便出。

白矾　细茶各一两

上为细末，炼蜜为丸，如梧桐子大。每服三十九，茶清送下。

治诸痫　神志不宁，时发狂躁，多言好怒，面容不泽。

生地黄姜焙，五钱橘红　贝母　茯苓　黄连　远志　酸枣仁炒　枳实　甘草少许

---

① 神效：《珍》本作"殊效"，义同。

② 自：《珍》本作"涎随"，义略胜。

石菖蒲　瓜蒌仁　天花粉

上生姜煎服。

健　忘

定志丸　治心气不足,恍惚多忘,怔忡惊悸。

远志_{甘草水泡,去心}　石菖蒲_{各二两}　白茯神_{去皮、木,三两}　人参_{一两}

上为末,炼蜜为丸,如梧子大,朱砂为衣。每服二十丸,临卧米汤送下。

邪　祟

秦承祖灸鬼法　治一切惊狂谵妄,逾墙上屋,骂詈不避亲疏等症。

以病者两手大拇指,用①细麻绳扎缚定,以大艾炷置于其中两个甲及两指角肉,四处着火。一处不着即无效。灸七壮,神验。

————————————

① 用:原作"以",据《珍》本改。

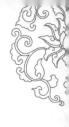

怔忡、惊悸

安神丸[①]　治血虚心烦懊侬,惊悸怔忡,胸中气乱。

朱砂水飞,另研,五钱　黄连酒洗,六钱　生地黄一钱[②]　当归二钱五分　甘草炙,二钱半

上四味为末,蒸饼打稀糊丸,如黍粒大,朱砂为衣。每服三五十丸,津咽下。

参归腰子　治心气怔忡而自汗者,不过一二服即愈。

人参　当归身各五钱　猪腰子一个[③]

先以腰子,用水二碗,煮至一碗半。将腰子细切,入三味药同煎至八分,吃腰子,以药汁送下。有吃不尽猪腰子,同上二味药渣焙干为细末,山药糊为丸,梧子

[①]　安神丸:《寿世保元》卷五作"朱砂安神丸"。

[②]　一钱:原脱,据《珍》本补。

[③]　一个:《珍》本同。《寿世保元》卷五作"一对"。

大。每三五十丸，米^①汤下。

宁神定志丸

当归　白芍　茯神_{去木}　麦门冬_{去心}
陈皮_{去白}　贝母　朱砂_{各一两，为衣}　川芎
远志肉_{各七钱}　生地黄_{一两半}　酸枣仁_炒
黄连　人参_{各五钱}　甘草_{三钱}

上为末，炼蜜为丸，如绿豆大。每五七十丸，食远枣汤下。

---

① 米：此前《珍》本有"以"。

卷之二 寿集

臌　胀

金蟾散　治气臌。

大虾蟆一个。

以砂仁推入其口，使吞入腹，以满为度，用泥罐封固，炭火煅至透红，烟尽取出，侯冷去泥，研末为一服。或酒或陈皮汤送下。侯撒屁多，乃见其效。

秘方　治胀满水肿。

癞虾蟆一二枚，装在猪肚内，用好酒煮一伏时，去虾蟆，将猪肚与酒尽服。大便屁如雷，或水下，水肿自消，极效。加缩砂①些须尤妙。

金枣儿　治肿胀仙方。

---

①　缩砂：原作"宿砂"，《珍》本同。据中药药名改。后同。

红芽大戟一斤,红枣三斤,火煮一昼夜,去大戟用枣,晒干食之。

秘方 治肿胀。

白商陆根,以人形者捣取汁一合。生姜汁二点、黄酒一盏和服,空心三日服一次。元气厚者服五次,薄者三次。只忌盐、酱。凡人年五十以里者可服,以外者不可用。

水肿臌胀[1] 神验秘方

大田螺四个　大蒜五个,去皮　车前子三钱,为末

上三件研为一处,为饼。贴入脐中,以手帕缚之。贴药后少顷,水从小便出。一二饼而愈。

附:经验治法

鲁藩贤国母,年近五旬,于癸巳秋,因惊风恼怒过度,患腹胀如鼓,左胁积块刺

鲁府禁方

072

---

[1] 臌胀:原作"膨胀",形近致误,《珍》本同,据文义改。

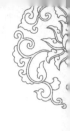

痛，上壅夯闷①，坐卧不宁，昼夜不寐，身痒时热，痰嗽喘促，二便涩滞，间或作泻，四肢羸瘦，腹大如蛛，饮食不进，苦楚难禁。诸医罔效。遂晓谕四方人等，复遣牌如两京，历诸省，遍访明医。未几旬日，进方馈药者纷然，药屡至而屡试，病愈久而愈剧，医、祷百计，并无寸功。忽曹州医官张省吾荐予，蒙千岁仁主②，差官赍仪③抵大梁④，召予至。诊其脉，六部虚浮散乱⑤，气口紧盛，脉无至数，病已垂危。细察其原，乃为前医误投攻击杀伐之过，以致元气、脾胃亏损之极，由是肾水枯竭，心血干耗，肝木太旺，湿热壅盛。治之宜大补脾土，养肺金以制木，滋肾水、生心血以

---

① 夯(hāng)闷：攻冲烦闷。

② 千岁仁主：此指鲁王朱三畏。见本书《序》。又此4字，底本另行书于上框抬头，乃尊敬之意，今顺入文中。

③ 赍(jī基)仪：《珍》本作"赍聘仪"。赍，携带；仪，礼物。

④ 大梁：地名。即今开封市。

⑤ 乱：此后《珍》本有"急促"2字。

制火，平肝木、清湿热、升提下陷之气。先以补中益气汤加减，倍用人参为主，一剂之内，若非五钱，不能收耗惫之真气也。我国主曰："向来诸医，人参分毫不敢轻用，恐补起邪火而动痰喘，万一上壅，吉凶反掌，将何以救之乎？"予赧然^①答曰："病以脉为主，脉以断为妙。脉病认真，用之何妨？"是时本府不下千百余人，未有不惊骇者。奈病势已笃，不容不服。参只四钱，遂试服之，一夜安妥。次早，我国主欣然问曰："天时严寒，且饮食不进，芩、连之凉，可以用乎？"予曰："《经》云必先岁气，勿伐天和。芩、连之凉，冬月固不可用，饮食不进，尤不宜投。但肺火太盛，非黄芩不清；肝火太旺，非黄连不平。所谓舍时而从症也。"又曰："痰嗽壅喘，人参可多用乎？"予曰："气口脉紧，元气大亏，若不用之，将何以补元气耶？此所谓舍症从脉，非有灼见，不敢用也。"又曰："地黄

---

① 赧（chǎn）然：笑貌。

泥膈①伤胃，岂不反增胀满耶？"予曰："肺
金一虚，不能生水，是肾断生气之原，非地
黄不补。但地黄用药制过，竟入少阴肾
经，又用参术膏为丸，则不能犯胃泥膈
也。"又曰："腹胀壅塞不通，当用分消之
剂，反用补药，岂不补住邪气，愈增病
耶？"予曰："用补剂②以治胀，初服则胀，
久服则通。《经》云：塞因塞用。此③惟精
达《经》旨者知之。"于是先进补中益气，
倍用参、术，至三十余剂后复诊其脉，左三
部弦数，右三部洪数，气口紧盛，脉来七
至，似有可生之机④。每日五更，进六味地
黄丸一服；辰时进汤药一剂，内加参术膏
调服；午间进太和丸或瑞莲丸一剂；晚上
又汤药一剂。日日如斯，未少间焉。服至
五十剂，诸症稍减。至百剂，苦楚全无。
奈病者不能戒气、节食、慎劳，三者屡屡犯

---

① 泥膈：即腻膈。泥、腻，音近义通。
② 补剂：《珍》本作"补药"，义同。
③ 此：原作"也"，据《珍》本改。
④ 机：原作"几"，据《珍》本改。

之，又时值春令，肝气愈盛，脾气愈惫，深为可虑，因循至此，病难脱体。幸天相吉人，阴骘①可以延寿。后调治半年余，人参服至六七斤许，始获全安。我仁恩国主喜而美曰："真天下夺魁之国手也。"遂题匾，曰"医林状元"。众皆欣服。第予惭谫陋②，何敢当此宠渥③哉！后之医斯病者，可不以补虚为主耶？

加减补中益气汤 补元气，健脾胃，养心血，平肝火，清湿热而消膨胀。

黄芪二钱,炒　人参四钱　白术三钱,土炒　当归一钱　白芍一钱,酒炒　陈皮七分　柴胡五分　升麻三分　黄芩酒炒,三分　黄连姜炒,五分　木香三分　砂仁四分　茯苓五分　甘草五分

上锉一剂，生姜三片，枣一枚，水二钟，煎至一钟，温服。

① 阴骘(zhì 质)：即阴德，旧谓暗中有德于人的行为。

② 谫(jiǎn)陋：谓浅薄也。

③ 宠渥(wò 握)：谓厚爱也。

人参四钱，服三剂后，每一剂只用三钱；又服五剂后，只用二钱。黄芪服至三十剂后，浑身不痒，去之，恐生湿而助胀也。升麻服至二十剂后去之，恐升提太过，益增痰嗽。

上方逐日看病，加减不同，大略如此。服至三十剂后，又易后方。

益气补脾，养心平肝，清火消胀之剂

人参三钱　白术去芦，土炒，三钱　白茯苓去皮，一钱　当归酒洗，一钱　白芍药酒炒，一钱　麦门冬去心，五分　五味子十个　柴胡酒炒，五分　黄连酒炒，五分　黄芩酒炒，五分　香附子炒，七分　陈皮七分　厚朴姜炒，五分　枳实麸炒，五分　砂仁五分　萝卜子炒，五分　甘草二分

上锉一剂，生姜三片，枣一枚，水煎，不拘时服。此药调参术膏同服，与后地黄丸、瑞莲丸、太和丸相间服之，以愈为度。愈后去枳实、萝卜子、柴胡、黄芩、厚朴，倍加参、术，以收万全之功。

参术膏　补元气、健脾胃为主。

拣参四两　白术去芦、油,净八两

上锉片,入水十碗,熬至二碗,滤汁,将渣再熬,如此四次,共得汁八碗。将汁滤净,入砂锅慢火熬至二碗,入蜜再熬成膏,瓷罐盛,入水内拔去火毒。每用三四匙,米汤下。

六味地黄丸　养心滋肾,补肺健脾,清热除湿。

大怀生地黄用好酒拌,砂①锅内蒸熟,取出,再用砂仁一两,茯苓二两,二味用绢袋包,藏在地黄内,用酒浸平,慢火煮干,去砂、茯不用,竹刀切碎,晒干,八两　山茱萸酒蒸去核,四两　白茯苓去皮,三两　干山药四两　牡丹皮去骨,三两　泽泻二两

上忌铁器,为细末,用前参术膏为丸,如梧子大。每服三钱,空心米汤下。此方只用半料,后又制入鹿角胶四两为丸,乳汁下。又日进乳汁三四次,效。

瑞莲丸　补元气,健脾胃,进饮食,止泄泻。

人参二两　白术土炒,三两　白茯苓去皮,

---

① 砂:《珍》本作"炒",连上读。

二两　山药炒，二两　莲肉炒，二两　芡实去壳，
二两　白芍药酒炒，一两　陈皮一两　甘草炙，
五钱

　　上为细末，用猕猿猪肚洗净，水煮烂，
杵千余下，入药，再捣和为丸，如梧子大。
每服三钱，米汤送下。

　　太和丸　补元气，健脾胃，养心血，平
肝火，清湿热，化痰涎，开胸膈，消膨胀，化
积滞，进饮食，顺气宽中，解郁结。

　　人参二两　白术土炒，二两　白茯苓去皮，
三钱　半夏汤泡，切片，姜汁炒，二钱　枳实麸炒，二
钱　陈皮二钱　黄连姜炒，三钱　当归酒洗，三钱
川芎二钱　香附炒，二钱　白芍药酒炒，三钱
神曲炒，三钱　麦芽炒，二钱①　山楂去子，三
钱　木香二钱　厚朴姜炒，三钱　萝卜子炒，二
钱　缩砂炒，二钱　甘草炙，二钱

　　上为细末，荷叶手掌大煎汤，煮仓
谷②米饭为丸，如梧子大。每服三钱，米

———————————

　　①　钱：原脱，据《珍》本补。

　　②　仓谷：原作"包谷"，据《珍》本改。

汤送下。

白雪糕

干山药二两　人参二两　茯苓二两　莲肉二两　芡实二两　神曲炒，一两　麦芽炒，一两　大米半升　糯米半升　白沙糖一斤

上为末，蒸糕。当饭食之。

水　肿

丹房奇术　不服药，自去水蛊胀肿病。

真水银粉二钱　巴豆四两，去油　生硫黄二钱

上三昧一处捣研成饼，用新绵一斤铺脐上，次以药当脐掩之，外用帛裹住。待人行三五里，自然泻下水来。行之三五度去药，以温粥补之。久患者，膈日取水。此药不可弃，一饼可救二三人。忌一切腥、冷、酸、硬之物。

又方　治症同前。

用精猪肉一二两，加甘遂细末一分，

锉一处，用湿纸包裹，火煨香熟。细嚼，好酒送下，便出一切恶物即愈。重者不过二服。

扶脾消肿汤

人参　白术_{去芦}　茯苓　猪苓　泽泻木通　滑石　木香　麦门冬_{去心}　黄芩大腹皮　桑白皮　茯苓皮　陈皮　生姜皮　灯草　甘草

水煎服。

金匮肾气丸　治脾①肾虚，腰疼脚肿，小便不利，或肚腹胀痛，四肢浮肿，或喘急痰盛，已成蛊症，其效如神。此症多因脾胃虚弱，治失其宜，元气复伤。而变症者，非此药不能救。

白茯苓_{三两}　牛膝_{去芦，酒洗}　肉桂　泽泻　山茱萸_{酒蒸，去核}　车前子　山药　牡丹皮_{各一两}　大附子_{制，五钱}　熟地黄_{四两}

上为末，炼蜜为丸，梧桐子大。每服七八十九，临卧米汤送下。

---

①　脾：原作"腰"，据《珍》本改。

秘方 粟米、绿豆各一抄，猪肝一叶，切碎。三味煮作粥食之。至重者不过五次，其肿自消。切忌气恼、生冷之物。

积　聚

三棱煎丸 治饮食过度，痞满疼痛，食不消化而成癖。又治妇人血积、血块、干血，气郁①经闭，小儿癖疾。

莪术　三棱各一两，二味湿纸包煨　大黄去皮，八两

上为末。先以大黄银器内好醋渍令平，慢火熬微干，入二味为丸，如绿豆大。每服十九至二十丸，食后温白汤送下。虚实加减。大人如梧子大，每四十丸。

神化丹 消癖疾，破血气，下鬼胎，通经脉，及诸癖积血气块。

硇砂　干漆炒　血竭各三钱　红娘子二十个，去翅　斑蝥二十个，去翅足　乳香一钱五分

上为末，枣肉为丸，豌豆大。每一丸，

---

①　郁：原脱，据《珍》本补。

服^①至三五九,临卧枣汤或姜汤^②、或红花苏木汤下^③。

胜金丸^④　治一切痞块,积气发热。

大黄　皮硝　甘草各一两

上三味共为细末。每服三钱,蜜一茶匙,滚水调下,空心加减服之。大便下脓血,效矣。

五　疸

地黄散　治遍身黄肿。

地龙一两　黄瓜一两

共^⑤为细末。每服二钱,用黄酒或茶清调下。

露珠饮　治五疸黄病神效。

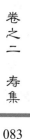

---

①　服:此字《珍》本在上文"每"字之后。

②　枣汤或姜汤:《珍》本作"枣姜汤"。

③　下:《珍》本作"均可送下"。

④　胜金丸:《珍》本同。据用法当作"胜金散"。

⑤　共:此前《珍》本有"上二味"3字。

露珠即土豆①,形如姜,捣烂取汁半碗服之。

酒煮茵陈汤 治酒疸,遍身眼目发黄如金色者。

好茵陈一两,好黄酒一钟半,煎至八分,食后温服。不过五六剂全安。

治五疸黄肿

绿矾不拘多少,炒至白色

上为细末,煮枣肉为丸,如樱桃大。每服五丸,早晨、午间、晚上各一服,用冷黄酒送下。忌醋、生冷、发物。百发百中。或有虫,即吐出。

治黄疸② 专属湿热,盒曲③ 相似

茵陈三钱　白术一钱五分　赤苓一钱半猪苓　泽泻各一钱　苍术　山栀　滑石各一钱二分　桂　甘草各二分　灯草

水煎服。

---

① 豆:《珍》本作"土头",考药无此名,疑非。

② 疸:原作"疽",形近致误,据《珍》本改。

③ 盒曲:制醋发酵用曲,其色黄,故言黄疸与之相似。

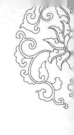

治黄病方

黑矾一两　雄黄二钱　五灵脂五钱

上三味为末，用红枣煮熟，去皮核，揉和为丸，如梧桐子大，白面为衣。每服二十丸，姜汤送下，干物压之。

补　益

神仙接命秘诀①

一阴一阳道之体也。二弦九气道之用也。二家之气交感于神室之中而成丹也。万卷丹经俱言三家相会尽矣，三五合一之妙，概世学仙者皆不知下手之处。神室、黄道、中央戊己之门，比喻中五，即我也。真龙、真虎、真铅、真汞金木水火，此四象皆喻阴阳玄牝二物也。炼己筑基，得药温养，沐浴脱胎，神化尽在此二物运用，与己一毫不相干，即与天地运行日月无二也。《悟真》云：先把乾坤为鼎器，次将乌

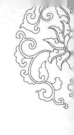

---

① 神仙接命秘诀：此乃道家养生之术，世已不传，今存之以备研究。

兔药来烹,临驱二物归黄道,争得金丹不解生。此一诗言尽三家矣。千言万语,俱讲三性会合,虽语句不同,其理则一而已矣。但周天度数分在六十四卦之内以为筌蹄①,朝进阳火,暮退阴符,其数内暗合天机也。

诀　日

此乃先师吕相传之秘旨也,宝之宝之。

一三二五与三七,四九行来五十一,
六十三兮七十五,八十七兮九返七。
若人知此阴阳数,便是神仙上天梯。

河　图　数

三五一都三个字,古今明者实然稀。
东三南二同成五,北一西方四共之,
戊己自居生数五,三家相见结婴儿。
婴儿是一含真气,十月胎完入圣机。

先　天　度　数

（十）（八）（六）（四）（二）

温养火

---

①　筌蹄:筌,捕鱼竹器;蹄,捕兔器。此喻达到目的的手段。

（十一）（九）（七）（五）（三）（一）

朝屯暮蒙十月火也

暮退阴符

（十六）（十四）（十二）（十）（八）（六）（四）

戌时居右，自十六起至四止。炼己之度数，东升西降。

诗曰：河车周旋几千遭。正谓此工夫也。

朝进阳火

（十七）（十五）（十三）（十一）（九）（七）（五）（三）

寅时居左，自三至十七，每圈一次吹嘘，此道尽之矣。

塞兑垂帘，默一二窥。

待先天气至，自十六起至四止[1]；就换于左，起三至十七止；即换炉用鼎，在右自二、四、六、八、十吹嘘，须女上药；右边数尽，即换于左，从一、三、五、七、九、十一行尽工夫，吐水而睡。其药周身无处不到，自然而然也，即沐浴也。《经》云：采药为野战，罢功为沐浴。此之谓也。自此得药之后，却行温养火候之功。十月共六百卦终，身外有身矣。却行演神出壳之

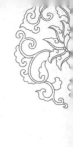

---

① 止：此上原有"至"字，据《珍》本及下文例删。

功，一日十饭不觉饱，百日不食不显饥。
尽矣！秘之秘之。

此二节工夫，待人道周全，方可行之。

驻世金丹　治诸虚百损，五劳七伤。
万病临危，服之能起死回生，百发百中。
大补元神，培养精气，乃补益中第一方也。
宝之宝之。

红铅要十三四岁清秀女子首经，阴干，二分五厘
人乳要壮盛妇人初生男子乳汁，晒干，二分五厘　乳香
二厘半，要透明者　朱砂二厘半，要有神者　秋石用
新小乌盆一个，入童便于内，令满，放净去处阴地上，倾此童
便在地下，乌盆坐于上，将布围，日久盆外生出秋石，扫下用
少许

上各为细末，合一处研匀，用初生男
乳汁，加童便少许，揉和为丸，如梧桐子
大。用鸡蛋取顶去清黄，令入丸在内，厚
纸封顶，放众鸡蛋内，鸡抱二十一日取出。
每遇病轻者一丸，病重者二丸，乳汁送下。
无病人①服之延年，须要居一静室，清心
绝欲，勿太醉、太饱、太喜、太怒、太劳，静

① 人：此前《珍》本有"之"字，义顺。

养。每早卯时伏气后用一丸，晚上伏气后
用一丸，俱用乳汁送下。服至四十日为
止，身体康健，耳目聪明，发白返黑，齿落
更生，延年益寿，其功不可尽述。

呼吸静功妙诀

人生以气为本，以息为元，以心为根，
以肾为蒂。天地相去八万四千里，人心肾
相去八寸四分。此肾是内肾，脐下一寸三
分是也。中有一脉，以通元息之沉浮。息
总百脉，一呼则百脉皆开，一吸则百脉皆
阖。天地化工流行，亦不出呼吸二字。人
呼吸常在于心肾之间，则血气自顺，元气
自固，七情不炽，百病不治自消矣。

每子、午、卯、酉时，静室中厚褥铺于
榻上，盘脚大坐，瞑目视脐，以绵塞耳，心
绝念虑，以意随呼吸一往一来，上下于心
肾之间，勿亟勿徐，任其自然。坐一炷香
后，觉得口鼻之气不粗，渐渐和柔；又一炷
香后，觉得口鼻之气似无出入，然后缓缓
伸脚开目，去耳塞，下榻行数步，又偃仰榻

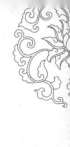

上，少睡片时，起来啜淡粥半碗，不可作劳、恼怒，以损静功。每日能专心依法行之，两月之后，自见功效。

夫万病之原，总归于虚。虚者，人不自慎而戕之也。盖饮食失节，损伤脾胃；劳役过度，耗散元气；思虑无穷，损伤心血；房欲过度，耗伤肾水。此四者人常犯之，虽智者慎之，亦难免无一伤也。然伤之者，则内伤劳瘵，诸虚百病生焉。良工未遇，峻剂复攻，则轻病变重，重病变危，可胜叹哉！预为调摄者，晚服保合太和丸，以培元气脾胃之亏，可以壮气而增力，可以代①劳而任事，可以助困而不倦，可以当寒而耐饥。早服坎离既济丸，以补心血肾水之损，由是添精而养神，由是升水而降火，由是却病而除根，由是延年而益寿。然此二药，专补人自戕之虚，可免终身之患，乃王道平和之剂，能收万全之功。卫生君子，禀赋薄弱，或斫丧太早，不能节

---

① 代：原作"伐"，形近致误，据《珍》本改。

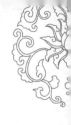

慎者,不可一日无此药也,可不信服而预防哉!

保合太和丸

白术去芦,炒　当归酒洗,各四两　茯苓去皮　白芍酒炒,各二两　人参去芦　山药　陈皮带白　莲肉　半夏姜制　枳实麸炒　神曲炒　麦芽炒　山楂去子　香附童便炒　黄连姜汁炒　龙眼取肉,各①一两　白蔻去壳,三钱　甘草炙,五钱

上为细末。荷叶煎汤,下大米煮稀粥②为丸,如梧桐子大。每服六七十丸,食后、临卧米汤送下。

坎离既济丸

熟地黄酒蒸,姜汁浸,焙,四两　生地黄酒浸　天门冬去心　麦门冬去心　山茱萸酒蒸,去核　山药　甘枸杞　肉苁蓉酒洗,蒸　黄柏

---

①　各:原脱,《珍》本同。若无,则"人参"后诸药无用量,《寿世保元》卷四"太和丸"上药多作"一两",故据补。

②　稀粥:原作"粥稀",《珍》本同。乃写刻致倒,据文义乙正。

去皮，酒炒　知母酒炒　当归酒洗　白芍药酒炒，各二两　白茯苓去皮　牡丹皮各一两半　泽泻　五味子　拣参　远志甘草水泡，去心，各一两

上忌铁器。为细末，炼蜜为丸，如梧子大。每服一百丸，空心盐汤、黄酒任下。忌三白①。凡人年过四十以后，气血渐衰，可加斑龙胶四两，酒化开丸服，效。

制斑龙胶法　此胶能生精养血，益智宁神，顺畅三焦，培填五藏，补心肾，美颜色，却病延年，乃虚损中之圣药也。

鹿角，连脑盖骨者佳，自解者不用。去盖用生②，净五十两，截作三寸段，新汲泉井水浸洗去垢，吹去角内血腥秽水尽。同人参五两、天门冬（去心皮）五两、麦门冬（去心）五两、甘枸杞子（去蒂）八两、川

① 三白：其义未详。或指葱、蒜、萝卜、豆腐之类。

② 用生：原作"至缶"，义费解，与下文亦不衔接。《珍》本同。据《寿世保元》卷四"五仁斑龙胶法"改。

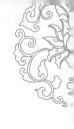

牛膝（去芦）五两，五品药以角入净坛内，注水至坛肩，用箬壳、油纸封固坛口。大锅内注水，大甑蒸之①，文武火密煮三昼夜足时。常加入沸汤于锅内，以补干耗。取出，滤去渣，将汁复入砂锅内熬成胶，听用。和药末。其角去外粗皮，净者为末，名鹿角霜，亦有可用处。

戒 病 诗

万病根源总属虚，酒色财气致灾危。
忌医讳疾轻难治，寡欲清心重易医。
履霜不谨坚冰至，霸药体投良剂宜。
堪嗟真病非容易，调摄还从未病时。

全鹿丸 治诸虚百病②，精神③不足，元气虚弱，久无子嗣，四④肢无力，精神欠爽。常服能还精填髓，补益元阳，滋生血脉，壮健脾胃，安五脏，和六腑，添智慧，驻

————————

① 大甑蒸之：《寿世保元》卷四"五仁斑龙胶法"无此4字。按下文义，乃下锅煮药，非蒸药，此4字疑衍。

② 百病：《珍》本作"百损"，义胜。

③ 精神：《珍》本作"精血"，义胜。

④ 四：此前《珍》本有"并"字，义顺。

容颜。久服其效不能尽述。修合沐浴至心，勿轻视之。

黄芪　人参　白术去皮　白茯苓去皮　当归酒洗　生地酒洗　熟地　天冬去皮心　麦冬去心　补骨脂炒　陈皮　甘草炙　续断　杜仲酥炙,去皮　牛膝酒洗　五味子　山药　芡实去壳　锁阳　楮实　秋石　枸杞子　巴戟去心　胡芦巴炒　菟丝子[①]酒浸,焙干　覆盆子　肉苁蓉酒煮,焙干,以上各一斤　川椒去目　小茴香炒　青盐　沉香以上各半斤

上药精制如法，各为细末听用。牡鹿一只，宰杀退去毛、肚、杂碎，洗净，以桑柴火煮熟，横切片，焙干为末。骨用酥油涂炙，为细末。髓同杂碎入煮鹿汤内，熬成膏，和肉骨末，一处拌匀，石臼内捣为丸。如膏不够[②]，炼蜜添之。丸如梧子大。每

---

① 菟丝子：原作"兔丝子"，《珍》本同。乃药名之俗写，今以"菟丝子"律之。后同。

② 够：原作"勾"，《珍》本同，乃"够"之省字，今据文义回改。

服六七十丸，空心炒盐汤① 送下。

神仙不老丹

用牛乳一瓶，干山药末四两，无灰好黄酒一大钟，童子小便一大钟（去头尾）。共和一处，入钟，重汤煮，以浮沫出为度，取出。每用一小钟温服，每日服三次。

痼　冷

治阴症绞肠痧②

胡椒末，五钱　黄丹三钱，炒过　枯矾三钱
细面一撮

上研细，或好酒或酽醋调匀作膏，放手心，合在外肾③上，即时汗出愈。或摊厚纸上，或布绢上，贴脐，大能起瘘。

治阴症冷疾　用鸡血，入好热黄酒，饮下即愈。

回阳丹　治阴症，手足厥冷，心腹

① 盐汤：原作"盐酒"，据《珍》本改。

② 绞肠痧：原作"搅肠沙"，《珍》本同。乃病名之俗写，今以"绞肠痧"律之，后同。

③ 外肾：即睾丸。

病痛。

白及二钱　胡椒二钱

上为细末，黄酒为丸，如麦粒大。每服九丸，用热黄酒送下，效。

治绞肠痧　用胡椒二十四粒，绿豆二十四粒。同擂碎，热酒调服，极效。

治伤寒阴症方

艾一撮　干姜　甘松　细辛　胡椒各等分

上为细末。每用三钱，好醋调匀，入男左女右手心，男朝马口①，女朝阴门，汗出为效。

火精散　治阴症心腹冷痛，不可忍者。

硫黄四分　胡椒六分

上为末。每服三分，烧酒调服。

治夹阴伤寒　用刀刮锅盖木皮，炒煳②为细末。滚热酒调一碗服。又灸两

---

①　马口：指男子前阴尿道口处。

②　煳：原作"胡"，《珍》本同。按"胡"乃"煳"之同音借字，今回改为本字。后同。煳，炒焦也。

中指尖，又灸两脚大拇趾尖，汗出为妙。

治男妇阴症　用葱，去粗皮，捆住，如酒钟粗，上下分三指长切，去胡叶，放肚脐上，用热熨斗熨葱，气透则热而愈。

寒症方

乳香　当归各一钱　胡椒一岁一个

为末，鸡血研，热黄酒下。

头　痛

治偏正头风

羌活　白芷　细辛　川芎　蔓荆子薄荷　防风　甘草

上八味各等分，为细末。每服一二茶匙，白汤调下。

香茗散　治因气恼冲动头痛，神效。

香附子二钱　川芎一钱　细茶一撮

上锉二剂，水煎温服。

三灵散　治八般头风。

草乌　细辛等分　黄丹少许

上为极细末，吹鼻内效。

独乌膏 治风寒头痛,服药不效。

川乌一两为末,醋调如膏,涂于顶、脑角、太阳、风府处,须臾痛止。

太阳膏 治头痛头风。

川乌　天南星　白芷等分

上为细末,用葱白连须同药捣烂,贴太阳穴上,纸盖之。

二黄散 治偏正头疼,颈风,眼痛,破伤风,并验。

黄丹三钱　雄黄三钱　乳香　没药各二钱　焰硝一两

上为细末。令患人噙温水,吹药于鼻内,立效。

须　发

乌须固本丸 生精补髓,益血补虚,乌须黑发,返老还童,延年益寿。

何首乌八两,米泔水浸三宿,竹刀刮去粗皮,切片,黑豆五升同首乌滚水浸一时,蒸熟去豆　黄精四两,黑豆二升同煮熟,去豆,忌铁器　生地黄酒浸　熟地

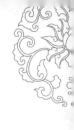

黄酒浸　天门冬_{去心}　麦门冬_{去心}　人参

浙术_{去芦}　白茯苓_{去皮}　甘枸杞　五加皮

　巨胜子　柏子仁　松子仁　核桃仁_各

二两

　　上为细末，炼蜜为丸，如梧子大。每
服七八十丸，加至百丸，空心温酒下，盐汤
亦可。忌葱、蒜、萝卜、豆腐、烧酒等物，并
房事。

乌须

　　何首乌_{一斤，打碎，面包，蒸一炷香，去皮}　白
茯苓_{去皮，半斤}　当归半斤　苍术_{米泔浸，去皮，一}
_斤　熟地黄　生地黄_{酒洗}　麦门冬_{泡，去心}
天门冬_{泡，去心}　旱莲花①_{去根，各半斤}　金墨_烧
_{去烟}　没药　乳香各五钱

　　上为细末，黄酒面糊为丸，如绿豆大。
每服五十丸，青盐汤送下。服二十日见
效，黑。至三月，再服十日见效。朝暮各
一服。

乌须方

---

　　①　旱莲花：此当指"旱莲草"，即"墨旱莲"。

五倍子一两　硇砂春冬八分,秋夏三分　红铜末　白矾　没石子各一钱

上各研极细末。先将须发用肥皂洗净,以布拭干。将药入于白茶盏内,又用浓茶、食盐些须调前药,放于锅内煮三四沸,看其不稠不稀,取起,趁热以眉掠挑药染涂白处,以油纸包裹,一二时解去油纸,侯干洗净,须发即黑。

制五倍子法　用五倍子不拘多少,捣碎如黄豆大,用糠筛筛去细者。入无油净锅内,不住手炒,以黑色为度。不要黄色,不要焦枯了。用青布一方,水湿,趁五倍子热,包裹在内,于地上板盖踏成饼,侯冷取出,听用。

制铜末法　用红铜末,将好醋、铜末锅内炒干,如此七次方好。入醋看铜末多寡酌量。

牢牙乌须　养生不用炼丹砂,每日清晨只擦牙,若还用之三五日,转教须鬓黑如鸦。

旱莲草　青盐　槐角子　猪牙皂
生地黄各一两

上俱切碎，捣和一处，纸包，盐泥裹，烧存性，研为细末。早晨擦牙，吐出，洗须上，久则其黑如漆。

益牙散　补肾，去脾湿热，固齿止疼，明目，乌须发，大有神效。

熟地黄　地骨皮　川芎　青盐炒
香附子　破故纸各二两　细辛　防风各二钱半　白蒺藜　五加皮　石膏各五钱　川椒　猪牙皂角各二钱

上为细末。每早蘸药擦牙，用百沸汤漱①口咽下，其效不可尽述。

神仙延龄丹　专治男妇瘫痪，五劳七伤，颜色枯干，身体羸瘦，妇人久不成胎，男子精神减少，行步艰难，筋骨疼痛。能使衰返壮，折骨复坚，素发青堕②，生癥

---

① 漱：原作"嗽"，乃同音借字，据《珍》本回改。后同。

② 素发青堕：指白发变为黑发而垂下。素者，白也。青者，黑也。堕者，垂下也。

痕①，耳聪目明。能除病益寿延年，其效不可尽述。

旱莲_{取汁，晒干成膏子，半斤} 破故纸_{炒香为末，一斤} 五加皮_{酒浸一昼夜，晒干} 赤茯苓_{去皮，乳浸，牛乳可代} 生地黄_{二斤，酒浸一昼夜，取汁，晒膏子} 红枣_{去皮，煮熟} 生姜_{二斤，取汁，晒干膏子} 杜仲_{去皮，炙炒去丝，为末} 核桃仁_{去皮，各半斤} 川芎 枸杞_{去蒂，酒浸，各四两} 没石子 蜂蜜_{炼老熟，各二两} 细辛_{一两}

上除桃仁、红枣、蜜外，其余各为细末。将前三味药煮熟为丸，如桐子大。每服三五十九，或酒或盐汤下。服二十日外，退白生黑。日久延年，神效。

乌须大补丹

何首乌_{一斤，铜刀切碎；黑豆三升，水泡，入甑内与首乌层层铺盖，蒸一炷香尽，取出晒干。如此三次，听用} 当归 熟地 牛膝 故纸 萆薢 苁蓉_{各二两} 锁阳 覆盆子 桑椹子 柏子仁 酸枣仁 没石子 川椒 小茴香 茯

---

① 生瘢痕：《珍》本同。文义难明，疑误。

苓各一两　巴戟　百药煎　槐角子各五钱
青盐　甘草各三钱

　　上二十一味各制为末。石臼内，不犯铁器。蜂蜜一碗，头生儿乳汁一碗，二味和匀，铜镟盛之，重汤煮三炷香，取出冷定，和药捣千下，不可间断一时。如服药时，忌猪、羊、萝卜、豆腐，不可用。服至二十日，须发从根发黑；至一月，阳物雄壮。须当谨慎，效。

鼻　病

治红糟鼻

　　升麻　牡丹皮　生地黄　大黄各一钱半　黄连　当归　葛根各一钱　生甘草　白芍各七分　薄荷五分　每帖加红小豆面一撮。

　　上锉。水一钟半，煎至一钟，去粗渣，徐徐服之。忌蒜、椒、酒。

　　赤鼻久不瘥　用大黄、芒硝、槟榔等分，为末。调敷患处三四次，洗净，却用银杏嚼烂敷之。

瓮鼻塞肉,乃肺气盛　用枯矾研为
末。绵裹塞鼻中,数日自消矣。

鼻疮久患不已,脓极臭者　用百草霜
研细。每服三钱,冷水调,卧服。

鼻中时时流臭黄水　甚者脑亦时痛,
俗名控脑痧①,有虫食脑中。

用丝瓜藤近根三尺许,烧存性,为末。
酒调服。

治鼻疮　杏仁去皮尖,用乳汁和之,
搽疮处。

口　舌

治口舌生疮方

黄连　细辛各等分

上为末。干掺之,效。

治口疮方

黄连三钱　干姜二钱,炮　甘草三分

上为末,搽患处,良久嗽吐涎出;再搽

————————

① 痧:原作"砂",《珍》本同。据文义改。

再吐涎,愈。

治舌肿方　用百草霜,醋和,敷舌上下,脱皮,须臾立消。

舌长过寸　研冰片敷之即收。

舌出血如泉　炒槐花为末,掺之立止。

面　病

治汗斑经验方

官粉一钱　轻粉五分　硫黄三分　珍珠五厘,砂锅内煅过,研细

上为末。以生姜擦之,次日即去其斑。

点痣

好碱　矿灰各等分

大① 铁勺内炒良久,以草叶放入药上即起焰,可用②,离火。临用以清水调和,以铁条蘸涂痣上,极妙。每日三次,待五

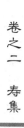

---

① 大:《珍》本作"用"。

② 用:《珍》本作"以",连下句读。

日自落。

牙　齿

立止牙疼方

好雄黄为末　蒜一瓣,捣烂,麻布扭汁

令患人先噙水一口,将布包蒜扭汁滴鼻中,男左女右,弹上雄黄①末一指甲些须,患人提气一口,将药吸上,即吐水疼止。

治牙疼方

雄黄五分　矿灰五分　麝香一分

上为细末,用黄蜡溶化,入药为丸。入疼处立效。

又方

全蝎一个,阴干　胡椒三分

共为末。搽疼牙,立止。

治虫牙疼方

蟾酥　朱砂　雄黄各一分

---

①　雄黄:原缺"黄"字,义不明,据上文药物补之。

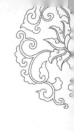

上为细末，面糊为丸，如米粒大。每用一丸咬疼处，立止。

治牙疳　用栀子不拘多少，以水润，每个钻眼三五个，入明矾小豆大填在眼内，以火烧烟微尽，为末。先以水漱净，干擦之。

治牙疳　用明矾五钱（枯），鸡肫黄五个（烧存性），为末，擦之。

治牙疳　枯白矾、五倍子烧存性，共为末。擦患处。

治牙疼①　荆种不拘多少，半生半熟，醋浸漱口三五次，痛止吐去，效。

又方　巴豆一粒，去壳，用铁丝针住②，灯火烧半熟。用绵裹咬在疼处，有涎水任流，即愈。

栀子散　治一切牙疳，效。

大栀子一个，去瓤，用生白矾末入栀壳内，烧矾熟，取出研末。先以米泔水漱

---

①　牙疼：《珍》本作"牙疳"。

②　住：原作"注"，《珍》本同。音同致误，据文义改。

口,后敷患处。

走马牙疳

杏仁　铜青　滑石各等分

上为末,擦患处立愈。

擦牙　固肾牢牙。用久齿不动摇,须发不白,是其验也。

熟地黄　当归　青盐各一两　川芎八钱

细辛　荷蒂　葛花各五钱

上七味共研细末。逐日早晨用药少许擦牙上,不许吐,只要漱咽之。

固齿明目方

赤芍药　荆芥穗　香白芷　当归尾

防风　青盐

上用青盐一斤捣碎,以井花水五碗先煎洁净,为末。然后将咀成片五件药,用水八升,煎至四升,用马尾罗纳薄绵一叶滤去滓垢,将青盐入在药水内,用文武火煎干为度。每日早晨洗面时,用手指蘸水湿擦于牙上下周遍,却噙半口水,漱三十

六次,吐水在手,洗面、眼最效 ①。如觉牙
齿微痛,晚亦照前擦之便愈。常行睡卧擦
之亦效。如无青盐,白盐飞过者亦可用。
水一升,即一茶盏也。又或添细辛五钱,
尤妙。

治牙疼

麝香五分,另研　胡椒　甘松各一分　雄
黄半分

上为细末,研匀,炼蜜为丸,如桐子
大。用新绵裹一丸,安在患处咬定,立效。

眼　目

治暴发眼赤肿痛,眵泪隐涩难开

黄连五钱　南薄荷二钱半

上为末。用鸡子清调和,隔纸涂眼上
良久,干则以水润之,即效。

一方　用大黄末,新汲水调,涂两眉
正上头两脑,水润之即愈。

洗法　治火眼赤眼暴发,肿痛不可

---

① 效:原作"明",据《珍》本改。

忍者。

黄连　黄柏各一钱　白矾生,二分　胶枣
一枚

水煎半钟,洗之即消。

拜堂散

白矾二钱　铜绿一钱

泡水洗之,即愈。

风眼赤烂

黄连　黄芩　黄柏　荆芥　防风
薄荷各等分

先将各味共切,有半碗,洗净晒,略带
湿入碗;加朝脑五六钱,散在上。以一碗
合,着纸数重糊严,慢火在碗下三钉支烘,
升灵药。些少点眼。

治红烂眼

铜绿五钱　玛瑙一钱

上为极细末。用秋时熟天茄不拘多
少,换水五七次绞取汁,丸如桐子大。每
用一丸,乳汁化开,搽患处,勿着睛,三
日好。

治雀目昏暗方

干菊花　黄连各三钱　夜明砂七钱

上三味为末,井花水为丸,桐子大。每服五七丸,盐汤送下。

治暴发肿痛方　先将青布一块,水浸洗令干。另用生姜汁、白矾末,将布蘸搭眼胞上,闭目须臾,泪出而痛止。

咽　　喉

吹喉散　治咽喉肿痛。

腊八日猪胆一二个,用枯矾五钱,茄柴灰五钱,共入胆装满,阴干。吹些须即愈。

治咽疮肿方　鸡内金(倒净,勿洗)一个,用壁钱十个,共焙焦为末,吹肿处即消,如成疮则愈。多少量用。

诸喉风　用猪牙皂角一两,去黑皮并弦,锉碎。水二钟,煎至一钟,去滓,加蜜一匙,如无,以鸡清半个,和匀服之,随即吐出风痰。如牙关紧急,用巴豆三五粒,

去壳,研油于纸上,作捻熏两鼻中,苏矣。

治乳蛾气绝者,即时返活 单蛾,用巴豆一粒打碎,入绵茧壳内塞鼻,在左塞左,在右塞右。若双蛾者,用二粒塞两窍。立效。

吹喉散 治咽喉肿痛如神。

牙硝一两半 硼砂五钱 雄黄 僵蚕各二钱 冰片二分

上为末。每少许吹患处,立已。

针急喉闭法 于大指外边指甲下根,不问男女,左右用布针① 针之,令血出即效。如大势② 危急,两手大指俱针之,其效尤捷。

治喉痹、双单蛾风 肿痛涎咽不下,死在须臾。

真山豆根为细末,用熊胆③ 和为丸,用鸡肶皮阴于研末为衣,如绿豆大。每用

---

① 布针:《珍》本同。据文义当作"锋针",即今之三棱针。

② 势:原作"段",据《珍》本改。

③ 熊胆:原作"雄胆",义不明,据《珍》本改。

一丸,放舌根下,徐徐咽下,立已。

瘿　瘤

海藻溃坚丸　治瘿大盛,久不消。

海藻　海带　海昆布　广茂① 青盐各五钱

上为细末,炼蜜为丸,龙眼大。每用一丸,食后嚼化。

治瘿方

猪气眼②一两,壁上干过,旧瓦焙干　明矾一钱二分,生用八分　急性子十五粒,焙干

上为细末,均作五服。临卧烧酒调服③,不拘远近大小。

治瘰方

木香　当归　海藻各一两　穿山甲④五

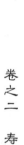

---

① 广茂:药名,出《珍珠囊》,为莪术之异名。

② 猪气眼:为猪靥之异名,即猪的甲状腺体。

③ 调服:此 2 字原脱,据《珍》本补。

④ 穿山甲:原作"川山甲",乃"穿山甲"之俗称,《珍》本同,今以"穿山甲"律之。后同。

片,炒　海纳子①五钱　猪枣肉三个

上用烧酒二壶,煮二柱香。每服一小钟,酒尽见效。

南星膏　治头面、皮肤、手足生疮瘤,大如拳,小者如栗,或软或硬而不痛。

大生南星一枚,研细稠粘,用好醋五七滴为膏。如无生,以干者为末,醋调作膏。先将小针刺瘤上,令气透,贴之。痒则频贴。一方加草乌、细辛、白芷。

治瘤神方　用金凤花草煎水频洗。若夏,用鲜者;若秋冬,用干者。

结　核

治顶后侧少阳经中疙瘩　不变肉色,不问大小及月深浅远,或有赤硬肿痛。

生山药一块,去皮　蓖麻子去壳,三个

研匀。摊帛上贴之,即消。

敷法　治痰核。

南星　淮乌各等分

———————

①　海纳子:为急性子之异名。

为细末。姜汁调如膏,敷核上立消。

治结核肿痛　夏枯草一味,水煎
频服。

肺　痈

治肺痈　薏苡仁,略炒,为末。糯米
饮调服;或入粥内煮吃亦可;或水煎服。
当下脓血而安。

焊肺丹　凡治肺痈,必以此药间而服
之,以护膈膜,不致溃透心肺,最为切当。

白矾三两,生　黄蜡二两

上为末,溶蜡为丸,梧子大。每二十
丸,蜜汤送下,临卧服。

心　痛

红玉散

生白矾九钱　朱砂一钱

共研细。每服钱抄一字,温水调下
即止。

卷之二　寿集

115

六合金针散　点眼,治蝎肚疼①,心疼,转筋。

雄黄　朱砂　乳香　没药　火硝各一钱　麝香少许

共为极细末,点眼。

文圣散　治急心痛。

旧笔头三个烧灰,作一服,白滚汤调下,立止。

独步散　治心腹暴痛不可忍,神效。

紫色香附三钱为末,热黄酒调下。

治心疼方　用兔血和荞面为丸,如弹子大。每服一丸,槌碎,热黄酒送下,立止。

碧玉丸　治心胃刺痛,其效如神。

生白矾　枯白矾

上各等分为末,稀糊丸,如樱桃大。每四丸,烧酒下,立止。

拈痛丸　治九种心疼,神效。

五灵脂　蓬术煨　木香　当归各半两

---

① 蝎肚疼:言腹疼如蝎螫也。

上为细末，炼蜜为丸，如桐子大。每服二十九，食前橘皮煎汤下。

治心疼

椰瓢用荞面包裹，烧面去烟为度，多用些　磁石少许　青盐少许

上共研为细末。每服七分或一钱，黄酒调下。

心疼方

槐子炒黄色，一两　古石灰炒黄色，一两

上共为细末。每服一钱，黄酒或温水送下，效。

治虫咬心疼

用楝根，去粗皮，用白皮，水煎去渣服。

清肝顺气汤

治心胃刺痛，及两胁作疼，上呕，大便硬，六脉急数。

柴胡　黄芩　赤芍药　厚朴　大黄
芒硝　枳实　栀子炒　黄连　半夏
青皮　甘草

生姜煎服。

拔去病根丸 治男妇常患①心腹疼痛,终身不愈者,服此一料除根。

香附　山栀姜炒　川芎　苍术米泔浸,炒

神曲炒　山楂肉　陈皮带白　半夏曲

草豆蔻要两头尖的方可用,如无,以白豆蔻代之。以上各一两

上九味共为细末,姜汁打稀糊为丸,如梧子大。每服七十丸,临卧白水送下。

灸心疼神法 两手肘后陷出酸痛是穴。先用香油半钟,重汤煮,温服;即用艾水入粉揉烂为炷,每处灸五壮,立止疼。

腹　痛

调气散 治气滞于内,胸膈虚痞,腹中刺痛。

木香　紫苏各五分　槟榔七分　青皮麸炒　香附各一钱　陈皮　半夏各八分　甘草　乳香　没药各三分

上锉,生姜三片,水煎服。

---

① 患:原作"惯",据《珍》本改。

平肝散　治七情不顺，郁火攻冲，腹痛时发时止，痛无定处是也。

陈皮　青皮麸炒　香附　白芍　山栀炒　黄连炒　黄芩炒，各一钱　半夏姜制，八分

甘草五分

生姜三片，水煎服。

椒矾散　治心腹刺痛。

胡椒　白矾各一钱

上为末。每服五分，黄酒调服①。

治肚痛　用明矾不拘多少，为细末，以葱白捣烂和丸，如弹子大。每用一丸，研烂，白滚水调下。

腰　痛

治肾虚腰痛，久则寒冷　此药壮筋骨，朴元气，利小水，养丹田。

杜仲苁蓉巴戟天，茴香故纸共青盐，
猪羊腰子将来吃，八十公公也少年。

杜仲酒炒，去丝，一两　肉苁蓉五钱，酒洗

———————————
①　服：《珍》本作"下"。

川巴戟_{酒浸,去骨,五钱}　小茴_{一两}　青盐_{五钱}

故纸_{一两,盐水浸}

上为细末。将腰子分开,入药在内,缝住,纸包①煨熟。每一个一服,用黄酒送下。

治腰痛眼疾,乌须黑发

茼麻子_{去壳,一斤}　白军姜_{四两}

共为细末,蒸饼糊为丸,如梧子大。每服二十五丸,空心黄酒送下,以干物压之。

如神散　治闪挫②一切腰痛,甚者不过三服。

当归　肉桂　玄胡索

上等分为末。每服二钱,黄酒调下。

胁　　痛

开气散　治胁间痛,如有物刺,是气

---

① 包:此后《珍》本有"裹"字。

② 挫:原作"锉",《珍》本同。乃音同形近致误,据文义改。

实也。

枳壳去瓤,麸炒,二两半　甘草炙,七钱半

上为末。每服二钱,浓煎葱白汤下,不拘时服。

疏肝饮①　治左胁下痛者,肝积,属血。或因怒气所伤,或跌闪所致,或为痛。

黄连吴茱萸煎汁拌炒,二钱　当归　柴胡各一钱半　青皮一钱　桃仁研如泥,一钱　川芎白芍酒炒,各一钱一分②　红花五分

水煎,食远温服。

痛　风

治一切筋骨痛

陈皮　青皮　甘草　白芷　良姜麻黄　罂壳　洛阳花③　无灰酒一瓶

上为细末。入壶内煮三炷香,取出温服,汗出为度。加木香三分、白花蛇三钱,

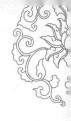

---

①　疏肝饮:本方《寿世保元》卷五、《万病回春》卷五均作"疏肝散"。

②　一钱一分:原作"十一分",据《珍》本改。

③　洛阳花:牡丹之别名。此当指牡丹皮而言。

尤妙。

治一切遍身骨节流注作痛

人参　白术　茯苓　当归　川芎
赤芍药　生地黄　防风　羌活　独活
天麻　南星　陈皮　黄芩　甘草

上锉，生姜煎服。

遍身疼痛丸

当归全身　羌活　木香各一两　木通
陈皮　青皮　枳壳各七钱　川芎　白术各六
钱　肉桂　独活　香附　桔梗　沉香
枳实各三钱　甘草三钱

上共为细末，神曲糊为丸，如绿豆大。
每服五七十丸，不拘时，热酒送下。

和血止疼如圣散

鹿角烧灰，一两　茺蔚草小暑前取，阴干，为
末，三钱　乳香二钱　没药二[①]钱　当归炒黑，二
钱　麻黄一钱，去节

上六味为细末。每服一二钱，重者三
钱，好黄酒调下。有汗避风。立效。

122

---

① 二：原脱，据《珍》本补。

治筋骨疼神验方 大猪胆一个,用热①烧酒调下,服不过二三个即安。

治遍身骨节疼痛久不愈者 木通不拘多少,酒煎服之,立止。

脚　　气

治风湿腿痛艰行

当归一钱,酒洗,全身,焙干　白芍药八分　陈皮八分　川芎八分

白茯苓八分　白术一钱　肉桂六分　防风一钱　苍术一钱五分,米泔浸一②宿　枳壳八分

乌药一钱　独活八分　半夏一钱二分　羌活八分　南星一钱二分　白芷八分　知母八分,蜜水炒　黄柏八分　甘草五分

上作一服,水二钟,姜三片,煎服。

治寒湿气作脚腿痛 此药服后,竟投痛处,出汗如神。

---

① 热:原脱,据《珍》本补。

② 一:原脱,《珍》本同。据前后文例补。

番木鳖子一两,用牛油①炸黄色,炒干　两头尖三钱,火炮

上共为细末。每服四分,空心烧酒调下。未止,次日再加二分服之②,觉有汗即效。

治寒湿气脚腿疼痛

乳香　没药各一钱　棉子仁③三钱,炒红黄色白糖一两④

上为末,黄酒调下。

癞　疝

小肠气坠偏痛
以猪毛烧灰为末。每服二钱,空心热黄酒下,一服立止。二次加茴香服。

小肠疝气方
荔枝核不拘多少,炒过

---

① 油:原作"由",据《珍》本改。

② 服之:《珍》本作"三服",连下句读。

③ 棉子仁:原作"绵子仁",《珍》本同。据中药药名改。

④ 白糖一两:此4字《珍》本在"棉子仁"之前。

为末。每服二钱，空心热酒送下。

治偏坠气方　猪悬蹄，烧存性，为末。
每服三钱，黄酒调下。

治阴囊、肾茎、肛门瘙痒不可忍者
抓破出血，好了又痒又抓。

人言①，用醇醋二碗，熬至一碗，洗患
处立止。

消　　渴

黄连猪肚丸

黄连五两　麦门冬　知母　天花粉各
四两　加葛根、生地黄各二两

上为末，入雄猪肚内缝定，置甑中蒸
极烂，取出药，捣肚成膏和药，如干，加炼
蜜杵匀，如梧桐子大。每服五十丸，米饮
下，加至百丸。

治三消如神　用蚕茧壳或丝绵煎汤
服之，皆可。无时服之。

---

①　人言：砒石之俗称。

浊　证

清浊锁精丹　治白浊,大能化痰如神。

　白矾二两,飞过　滑石二两

　上为末,早米糊为丸,梧子大。每五十丸,米饮空心下服之①。

治白浊淋沥痛　因房欲不节,或精未施泄,而将成下疳者,神效。

　绿豆不拘多少,擂,井花水澄清,空心服。

洗法　用花椒三钱,葱白七根,煎水,先熏后洗。

治遗精白浊

　山药一两　黄柏二两,酒炒　牡蛎五钱,火煅,淬②七次　白茯苓一两

① 服之:《珍》本同。此2字与前"下"字义同,不当重出,疑衍。

② 淬:此前原有"火"字,《珍》本同。乃涉上文"火"字致衍,故删。或言"火"为"水"字之误,亦通。

上共研细末,酒糊为丸,如梧桐子大。每四十丸,空心水酒送下。

遗　精

滋补丹 ①　治夜梦遗精,或滑精虚损。

人参　白术　茯苓去皮　当归酒洗　川芎　熟地　白芍酒炒　枸杞子　杜仲去皮,酒炒　牛膝去芦,酒洗　天门冬去心　麦门冬去心　破故纸炒　远志甘草水泡　牡蛎煅　龙骨煅　金樱子去毛　莲蕊　甘草各等分

上为末,干山药末打糊为丸,如梧桐子大。每百丸,空心酒下。

石莲散　治遗精。

莲蕊　石莲肉　芡实　人参　麦门冬　茯神　远志　甘草

上锉。水煎,空心服。

神龙丹　治遗精。

文蛤炒,二钱　白龙骨煅,三钱　白茯神

---

①　滋补丹:《寿世保元》卷五作"滋补丸"。

去皮、木,五钱

上为细末,醋糊为丸,梧子大。每服三十丸,空心温水下。

淋　　症

治淋方
车前子草　葵花根

二味煎汤服之。

又方
木通_{五钱}　甘草_{一钱}

二味煎汤服之,立效。

青龙银杏酒　专治五淋白浊,疼痛苦楚,神验。

天棚草_{即瓦松。嫩者,去根尖,三钱}　银杏_{即白果。去壳,七个}

上二味共一处,顺研极烂,滚黄酒调饮,一服即愈。

治血淋方　乱发烧灰存性,为末。每服一钱,空心白滚汤调服 ①。

----

① 调服:《珍》本作"下",义同。

治久淋不止

当归　川芎　白芍　熟地　陈皮
半夏　茯苓　甘草各五分　升麻　柴胡
牛膝　黄柏　知母　白术　苍术

水煎，露一宿。空心服。

鸾凤散　治淋血。

公鸡一只，用二腿骨共六节烧灰存
性，为末。每服一钱，黄酒送下。

小便出血方　用莴苣菜捣烂贴脐上，
立止。

加味滋肾丸　治热淋管痛，并两足
热，宜服。

黄柏八两,酒拌,晒,炒　知母八两,酒拌,晒,
炒①　五味四两　青盐五钱

上为细末，粥糊为丸，如桐子大。每
服五七十丸，空心米饮、白汤任下。

---

① 八两,酒拌,晒,炒：此 6 字《珍》本作"法
同上"。

小　便　闭

治小便不通　樊进忠经验

用蟋蟀(一名促织)大者三个,焙干为末。煎竹叶汤调服,神验。

治小便不通　麝香、半夏末填脐中,上用葱白、田螺捣成饼封脐上,用布带缚住;下用皂角烟熏入马口①,自通。女人用皂角煎汤洗阴户内。

治小便不通　用皮硝一合,连须葱②一根,捣为一处,用青布摊在上,似膏药样,用热瓦熨之即出。

治小便不通,腹胀疼痛欲死　野地蒺藜子不拘多少,焙黄色,为末。温黄酒调服,立通。

神灰散　治小便不通,登时见效。

用苘麻烧灰,黄酒调服。

---

①　马口:指男子前阴尿道口处。

②　连须葱:《珍》本作"葱连须",义同。

大便闭

通肠饮 治大便不通,经验。

皮硝提过,净者,五字① 连须葱白五枝,捣烂,加蜜少许

用黄酒调饮,即通。

大便不通 皮硝五钱,热酒化开,澄去渣,加香油三四茶匙温服,须臾即通。

大便不通

大黄 皮硝 牙皂

三味等分。水煎,一服立通。

治大便不通

大黄一两 皮硝一两 细茶一两 蜂蜜三匙

上用水煎,去渣温服。忌生冷之物。

大便不通 大麦芽不拘多少,捣碎,入黄酒壶煮一沸,服之立通。

---

① 字:原作"子",《珍》本同。据文义改。

大小便闭

颠倒散 治脏腑实热,或小便不通,或大便不通,或大小便俱不通。

大黄六钱　滑石三钱　皂角三钱

上为末。黄酒送下。如大便不通,依前分两;如小便不通,黄三钱、石六钱、角如前;如大小便俱不通,黄、石均分,角亦如前。

痔　漏

痔肿痛 葱头共蜜捣,点一指头,肿处冰冷即消散。

点痔漏方 熊胆,量大小捻进疮孔内自化。日一次,不过数次神效。

洗痔漏方 头伏日采下瓦松,熬水,不时洗之。

治肠风下血

乌梅连核,四两,烧存性　黄连四两

上为末,醋糊丸,桐子大。每服七十

丸,茶清送下,药尽而愈。

又方 猪肠头五寸长,煮烂;用黄连为末,和捣极如泥,可丸如桐子大。每服七十丸,空心盐汤下。

治肠风痔漏 用鹅胆汁点痔,又用新汲水早晚洗之。常洗最效。

治痔下血

槐花　荆芥穗各等分

上为末。每服一钱,空心茶清送下。

治翻花痔 马齿菜一斤,烧存性,细研,猪脂调搽。

痔漏

五倍子大者一个,取孔　当归　防风等分
为末,装实

以环眼马粪入油簏,置倍子熏之一两次,有一桶①落下,长短不等,疮永不发。

治漏方

熟枣一大枚　水银一钱

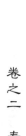

---

① 一桶:义不甚明,似指痔核之类。

共揉不见星，随漏眼大小做①条塞入，虫死，疮即渐愈矣。

槐壳丸　专治痔疮。

槐花拣净微炒，八两　枳壳去瓤，三两

上共为细末，炼蜜为丸，如梧桐子大。每服一百丸，空心白滚汤送下。

洗痔神方

曲曲菜　小虫卧单②　马齿菜　猪牙草　花椒　槐条　茄根

煎水，先熏后洗。后用：

珍珠煅　琥珀各一钱　片脑二钱　为末，搽上。

治痔漏

地骨皮炒　金银花　槐角子煮熟，去皮，炒　当归酒浸，炒　刺猬③针炒黄色，各等分

上为细末，江米饭捣为丸，如梧子大。每服三钱，一日三服，米汤送下。忌发气物。再加皮硝、五倍子，煎水熏洗。

---

① 做：《珍》本作"作"，义同。

② 小虫卧单：不知何药，俟考。

③ 刺猬：原作"刺胃"，据《珍》本及中药名改。

肠 澼

大便下血　肠痛不可忍，肛门肿起。

大黄　黄芩　黄连　栀子　黄柏

赤芍　连翘　枳壳　防风　甘草

上水煎，空心服。外用金凤花煎水频洗，肿消痛止。

治大便下血　槐子不拘多少，炒为末，雄猪胆为丸，梧子大。每服五十丸，空心白滚水送下。

大便下血秘方　茅根不拘多少，煎汤服之，立止。

大便下血如流水不止者　用黄连一两，金华酒煎服。一服立止。

大便下血方

当归　川芎　白芍　熟地各一钱　阿胶炒　槐花　条芩各八分　栀子六分

酒煎，空心服。

大便下血秘方　干柿饼烧存性，为末。每服二钱，空心米汤调下。

脱　肛

脱肛方　蝉蜕[1]为末，点即上。

洗法　治脱肛。

用五倍子三钱，白矾一块，水煎温洗；以芭蕉叶[2]或荷叶缓缓托上。

又宜蜘蛛七个，烧存性，为末。每少许，香油调敷[3]。

又宜生蜘蛛捣，搭脐上，即收效。

又宜死鳖头一枚，烧令烟尽。捣末敷肛上，以手接援之。

又宜乌龙尾即梁上尘灰同鼠粪和之，烧烟于桶内，令坐其上熏之，数遍即上，不脱为效。

---

[1]　蝉蜕：原作"蟾蜕"，《珍》本作"蟾脱"，均误。据中药药名改。又此后《珍》本有"焙黄"2字。

[2]　叶：原脱，据《珍》本补。

[3]　敷：原作"付"，乃同音借字，据《珍》本改为本字。后同。

诸　虫

追虫取积丸

黑牵牛一斤,取头末四两　　槟榔六两,取头末四两　　巴豆二两,去壳　　大皂角半寸长,二十锭

上用水三碗,将巴豆、皂角入锅内煮之一碗,去滓,将水和前药末为丸,如梧桐子大,晒干;用水一碗洒之,再晒干;又水洒之,又晒,光亮如水晶相似。每服三钱,四更时调砂糖送下。如不行,饮热水一口催之。行十一二次。忌口五七日为妙。

此药有虫取虫,有积取积,效。

杀蛔丸 [1]　　宜虫积,当时取效;消痞块,即除根。

槟榔　牵牛各一两二钱　锦纹 [2]　大黄四钱　木香八分　雷丸　芜荑　锡灰　使君子肉各三钱

---

① 杀蛔丸:《珍》本作“杀虫丸”。

② 纹:原作“文”,乃古今字,据《珍》本改。

上为细末。用连须葱煎汤，露一宿，为丸如小豆大。每服四钱，连根葱汤送下。

卷之三　康集

妇　人

加减四物汤治诸病神效：

驱风四物汤　治血虚头目眩晕，头风头痛，或时头面作痒，或肌肤痒，皆治。

生地黄酒洗，一钱　川芎一钱　赤芍八分

当归酒洗，一钱　荆芥七分　防风去芦，七分

羌活八分　独活八分　白芷七分　藁本八分

上锉，水煎，量疾食前后温服。

除寒四物汤　治气血虚，身体怯冷，但逢时少寒，为之耸肩。

熟地黄　南芎　白芍酒炒　白茯苓去皮　当归身酒洗，各一钱　干姜五分　石菖蒲七分　黄芪蜜炒　人参各七分　甘草三分

上锉，水煎，不拘时服。或寒战，加

官桂。

清暑四物汤　治盛暑身热，头疼目昏。

生地黄　赤芍　赤茯苓去皮　白扁豆　当归去头,酒洗　川芎　香薷　柴胡　黄芩去朽　桔梗去芦　甘草各等分

上锉，水煎服。

除湿四物汤　治感湿气，遍身骨节疼痛，四肢困倦。

当归去头,酒洗　川芎　赤芍　生地黄　赤茯苓去皮　苍术米泔浸,炒　猪苓　泽泻　木通　防风去芦　羌活各等分　甘草减半

上锉，水煎，不拘时服。

明目四物汤　治血虚目暗生花。

当归酒洗　南芎　白芍酒炒　熟地黄　肉苁蓉酒洗　酸枣仁炒,各一钱　木通五分　石菖蒲七分　甘枸杞子一钱　甘菊花一钱

上锉，水煎服。

聪耳四物汤　治耳闭。

当归酒洗　川芎　赤芍　生地黄各一钱

石菖蒲　酸枣仁炒　白芷　木通　枳
壳麸炒　青皮去瓤　荆芥　薄荷　藁本各七
分　甘草二分

上锉，水煎，食后服。

除眩四物汤　治头目昏眩。

当归身酒洗　川芎　赤芍　生地黄各
一钱　羌活八分　细辛五分　藁本七分　蔓
荆子一钱　白芷一钱　甘草三分

上锉，水煎服。

清晕四物汤　治血虚时时昏晕，不得
清爽。

当归　川芎　白芍酒炒　熟地黄　蔓
荆子各一钱　细辛五分　半夏汤泡透，切片，姜汁
炒，一钱　金沸草①　荆芥　防风　羌活
独活各六分　甘草三分

上锉散，生姜三片，水煎服。

止呕四物汤　胃气不和，时或呕吐，
有物吐出。

---

①　金沸草：《珍》本作"金沸草六分"，且在上
"半夏"之前。

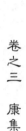

当归酒洗,七分　白芍酒炒,一钱　川芎减半,五分　半夏汤泡,切片,姜炒,一钱　陈皮一钱　人参去芦,五分　白术去芦,土炒,一钱　白茯苓去皮,一钱　枳壳去瓤,麸炒　槟榔①

上锉,生姜三片,水煎,不拘时服。

除秽四物汤　胃气不和生呕,不进饮食,无物吐出者。

当归身酒洗,一钱　南芎五分　白芍酒炒,一钱　槟榔七分半　夏汤泡,姜汁炒,一②钱　干姜炒　桔梗各五分　枳壳去瓤,麸炒,七分　青皮去瓤,七分　金沸草五分　陈皮一钱　青木香五分

上锉,生姜三片,水煎,不拘时服。

散痞四物汤　脾胃虚,胸中不时痞闷不宽。

当归酒洗,八分　　川芎五分　白芍酒炒,一③钱　枳壳去瓤,麸炒　枳实麸炒　青皮去瓤

---

①　槟榔:此与上药"枳壳"原无用量,《珍》本同。用时可参前后诸方。

②　一:原脱,据《珍》本补。

③　一:原脱,据《珍》本补。

香附米炒　乌药　槟榔各七分　青木香五
分　陈皮一钱

上锉，生姜三片，水煎服。

消胀四物汤　治气块时时膨胀。

当归酒洗，一钱　南芎八分　枳壳去瓤，麸
炒　赤芍各①八分　枳实麸炒　青皮去瓤　陈
皮　槟榔各一钱　半夏汤泡，切片，姜炒　大腹
皮各一钱　青木香五分

上锉，生姜三片，水煎温服。

清热四物汤　血虚津液干燥,肌体烦
热,手足心热。

当归酒洗，一钱　川芎八分　生地黄　熟
地黄　赤芍各一钱　天花粉　地骨皮　柴
胡　前胡　黄芩　桔梗　百合　麦门冬
去心,各八分

上锉，水煎，不拘时服。

除烦四物汤　虚损,面上、心中时或
烦热。

---

①　各:原脱,《珍》本同。若无,则上药"枳壳"
无用量,故据文例补。

当归酒洗　川芎　赤芍　生地黄　天花粉各一钱　五味子十个　麦门冬去心　前胡　干葛各八分　淡竹叶十个　人参七分　石膏一钱

上锉,水煎,不拘时服。

止渴四物汤　血虚,心火旺,津液少,故生渴也。

当归酒洗　川芎　白芍酒炒　生地黄各一钱　柴胡　前胡各七分①　五味子十个　麦门冬去心,一钱　干葛七分　人参七分　天花粉一钱　知母一②钱　石膏一钱　乌梅一个

上锉,水煎,不拘时服。

止痛四物汤　血虚弱,浑身、四肢疼痛。

当归酒洗　川芎　白芍酒炒　熟地黄各一钱　秦艽　丹参　羌活　骨碎补各八分　木瓜　良姜　均姜　五加皮　玄胡索各七分

---

① 各七分:此3字原脱,据《珍》本补。

② 一:原脱,据《珍》本补。

上锉，水煎服。

除痿四物汤　治身虚，四肢痿弱
倦怠。

当归_{酒洗}　川芎　白芍_{酒炒}　熟地黄

菟丝子_{酒洗}　肉苁蓉_{酒洗}　白术_{去芦、油，各}
_{一钱}　五味子_{十个}　陈皮　香附子　骨碎
补_{各八分}　鹿茸_{酥炙，七分}　破故纸_{酒炒，七分}

上锉，水煎，空心服。

健步四物汤　血虚不荣于下部，故令
足痿弱，不能行步。

当归_{酒洗}　川芎　白芍_{酒炒}　熟地黄_各
_{一钱五分}　牛膝_{去芦，酒洗}　木瓜　川续断_各
_{一钱}

上锉，水煎，空心服。

和解四物汤　伤风感冒，四肢倦怠，
头目昏痛，身热。

当归_{酒洗}　川芎　赤芍　生地黄_{各八分}
藁本　羌活　前胡　防风　白芷_{各一钱}
甘草_{三分}

上锉，生姜三片，葱二根，水煎热服。

止嗽四物汤　肺热上壅痰嗽。

当归_{酒洗}　川芎　赤芍　生地黄　前胡　桔梗_{去芦}　紫苏　杏仁_{去皮尖}　金沸草　黄芩　知母　贝母　桑白皮_{各等分}　甘草_{减半}

上锉,生姜三片,水煎温服。

化痰四物汤　痰壅不利,胸膈不宽。

当归_{酒洗}　川芎　赤芍　陈皮　半夏_{汤泡,姜炒}　白茯苓_{去皮}　桔梗_{去芦}　枳实　青皮_{去瓤}　香附米_{各等分}

上锉,生姜五片,水煎温服。

顺气四物汤　时觉胸中[1]气不下降,痞塞不通,或有积块。

当归_{酒洗}　川芎_{各一钱}　赤芍　枳壳_{麸炒}　乌药_{各八分}　三棱_{醋浸,炒}　莪术_{醋浸,炒}　槟榔　远志_{甘草水泡,去心}　青木香　砂仁_{各五分}　青皮_{去瓤}　陈皮　香附米_{各一钱}　辰砂_{另研,五分}　麦门冬_{去心,一钱}

上锉,水煎服。

---

① 胸中:《珍》本作"心中"。

定喘四物汤　肺气不利,故令喘促。

当归酒洗,六分　　川芎六分　白芍酒炒,六分　生地黄七分　白茯苓去皮　前胡　桔梗去芦　杏仁去皮　葶苈　紫苏　桑白皮　金沸草　枳壳去瓤,麸炒　枳实麸炒,各八分　甘草三分

上锉,水煎服。

消肿四物汤　治遍身浮肿。

当归酒洗　川芎　赤芍各六分　车前子一钱　青木香五分

赤茯苓　猪苓　泽泻　大腹皮　葶苈一钱　防风　木通　槟榔各一钱

上锉,葱三根,水煎,食前服。

治淋四物汤　膀胱热结,小便难。

当归酒洗　川芎　赤芍　生地黄　葶苈　木通　车前子　防风　山栀　条芩各等分

上锉,葱白三根,水煎,空心服。

止泻痢四物汤　治肠腹虚滑,或泻或痢不停,虚寒久者宜服。

当归酒洗,六分　　　川芎五分　苍术米
泔浸,炒　白术去芦,各一钱　木香　丁香　干
姜　官桂各五分　香附子厚朴姜炒　车前子
　诃子肉　肉豆蔻火煨去油,各一钱　治痢,
干姜要炮;里急后重,加槟榔、木香。

上锉,生姜三片,水煎服。

除①**痢四物汤**　治痢赤白日久,虚寒
者可服。

当归酒洗　川芎　白芍酒炒,各一钱　干
姜炒,五分　阿胶炒　厚朴姜炒,各一钱　青木
香　艾叶各五分　热盛,加黄连、黄芩;里
急后重,加槟榔。

上锉,水煎,空心服。

通经四物汤　经水②不通,不可一例
用药。有血壅盛而不通者,用破血之药以
通之。有血不行者,非是不行,乃血虚乏,
若用破血之药以通之,非不通行,经后愈
损人矣。血虚血旺,俱在两尺脉中试之,

① 除:《珍》本作"治"。

② 经水:《珍》本作"经脉",义同,均指妇女月
经而言。

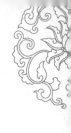

有力无力辨之耳,庶获不差。

　　当归酒洗　川芎　白芍酒炒　熟地黄各
一钱　人参　黄芪　蜜炒　肉苁蓉酒洗,各七
分　五味子十个　红花五分　苏木一钱

　　上锉,葱白三茎,酒水煎,空心服。

清血四物汤　血壅过期① 不行。

　　当归酒洗　川芎　赤芍　生地黄各一钱
　鬼箭　三棱醋浸,炒　玄胡索各七分　红花
五分　姜黄　苏木各八分　白术去芦　牡丹
皮各一钱

　　上锉,水煎,入酒同服。

安胎四物汤　胎气不安,腰疼重坠。

　　当归酒洗　川芎　白芍酒炒　熟地黄各
一钱　地榆　续断　木香　前胡　丹参
紫苏　阿胶炒　砂仁　艾叶醋炒,各五分

　　上锉,葱白二根,水煎空心服。

催生四物汤　胎连日不下,死于
腹中。

　　当归酒洗,二钱　南芎二钱　桂枝　鬼箭

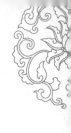

---

　　① 期:原无,《珍》本同。据文义补。

白芷　苏木　红花　干姜　牛膝去芦
牡丹皮　玄胡索各五分　麝香另研,三分,临服
入汤药内,搅匀服之

上锉一剂,水酒煎服,即下。

保产四物汤　治产后虚损诸病。

当归酒洗　南芎　白芍酒炒　熟地各一
钱　白术去芦,炒,一钱　白茯苓去皮,一钱　陈
皮八分　干姜炒黑,五分　益母草一钱　香附
米炒,一钱　甘草炙,三分　昏愦,加荆芥穗;
口干,加麦门冬;盗汗,加黄芪蜜炒;不寐,
加酸枣仁炒;恶露不行,加桃仁、红花。

上锉,生姜三片,枣一枚,水煎温服。
发热,加童便一盏同服。

化积四物汤　因饮酒中毒,或时胸中
痞闷,腹中膨胀者,有妨饮食。

当归酒洗　川芎　赤芍　三棱醋浸,炒
莪术醋浸,炒　青皮去瓤　陈皮　枳壳麸炒
枳实麸炒　槟榔　砂仁　香附　莲肉各
七分　乌梅一个　青木香五分　白豆蔻去壳,
五分

上锉,水煎服。

进食四物汤 脾气不和,胸中饱闷。

白芍_{酒炒,一钱}　川芎_{七分}　香附_{一钱}

砂仁_{八分}　陈皮_{八分}　枳实_{麸炒,七分}　槟榔

_{七分}　乌药_{七分}　青皮_{去瓤,七分}①　莲肉_{七分}

白豆蔻_{去壳}　青木香_{各五分}

上锉,生姜三片,水煎温服。

化气四物汤 气逆上攻,胸胁作痛。

川芎　赤芍　青皮_{去瓤}　陈皮　香附

槟榔　木香　乌药　莪术_{醋炒}　川乌_{火炮,去皮尖}　三棱_{醋炒}　石菖蒲　良姜_{各等分}

上锉,水煎服。

扶劳四物汤 血虚成劳,遍身骨节酸痛,五心烦热,盗汗,不进饮食。

当归_{酒洗}　川芎　白芍_{酒炒}　熟地黄

黄芪_{蜜炙}　麦门冬_{去心,各一钱}　柴胡　地骨皮　秦艽　丹参　天花粉_{各七分}　陈皮

香附　砂仁　枳壳_{麸炒}　前胡_{各七分}

上锉,水煎服。

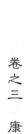

卷之三　康集

151

---

① 七分:此 2 字原脱,据《珍》本补。

调经四物汤　血气不调，或前或后，或多或少。但调气，经脉自匀。

当归酒洗　川芎　白芍酒炒　熟地黄各①一钱　青皮去瓤　陈皮　丹参各八分　川乌火煨，去皮、脐，七分　红花五分　桃仁去皮，十个　紫苏　香附各六分　砂仁五分

上锉，水酒煎服。

清带四物汤　治血淋，赤白带下。

当归酒洗　川芎　熟地黄　枳壳麸炒　香附炒各一钱　白附子　防风各五分　橘红一钱　良姜五分　荆芥七分　甘草三分

上锉，枣三枚，酒一钟，煎七分，入白面一撮，入净肉汁，再煎二三沸，空心服。如白带多，加均姜炮、吴茱萸炒。

胎产四物汤　胎前产后腰胯疼痛。胎前数服，胎滑易产；产后数服，能去败血。

白芍酒炒，一钱　川芎七分　枳壳麸炒，七分　陈皮八分　莪术醋炒，六分　香附炒，一钱

_____

① 各：原脱，据《珍》本补。

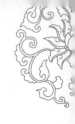

大腹皮　当归各一钱　紫苏七分　甘草
三分

上锉,生姜三片,葱白三根,水煎空心
服。忌生冷。

四时增损四物汤　调理妇人女子
诸症。

春倍川芎,夏倍芍药,秋倍地黄,冬倍
当归。

经　　闭

治妇人经脉不通方

大黄二两,面包烧熟　头红花二两　肉桂
一两,去粗皮　吴茱萸一两,炒　当归一两,酒洗,焙

上五味为细末。每服二三钱,好黄酒
调下。量人虚实加减。一方加香附米一
两,莪术、槟榔各五钱,尤佳。

治女人 ① 干血气

海金沙二钱　穿山甲一钱　大附子二钱
皂角二钱　苦丁香二钱　巴豆一钱半,生用

---

① 女人:《珍》本作"妇人"。

麝香一分　红花二钱五分　桃头①七个　葱白三枝　丁香二钱

上共为末，丸如弹子。丝包，入内用②。每药三分，加麝半分。

万化膏　治日久经闭不行，神效。

真香油一小酒杯　蜂蜜一小酒杯

上共合一处，入瓷碗内盛之，重汤煮一炷香，空心热服即通。

养血调经丸　治妇人经闭，或二三年不通者，脐左下一块如碗大，间或吐血或便血，余无恙。此血虚气盛，脾弱有③郁，后二方一消一补，即效。

当归酒洗，二两　南芎一两　白芍酒炒，二两　熟地四两　山茱萸酒蒸，去核，二两　白茯苓去皮，一两半　山药二两　牡丹皮一两半　泽泻一两半　栀子炒，一两半　益母草二两

---

①　桃头：《珍》本同。中药无此名，疑为"桃仁"之误。

②　入内用：即用药纳于阴道。

③　有：原作"用"，《珍》本同，且在下"郁"字之后，均非。据文义改。

生地酒洗,二两　　香附醋炒,二两　　陈皮一两半

上为末,炼蜜为丸,梧子大。每三钱,空心淡姜汤下。

消积通经丸

南香附醋炒,十两　　艾叶醋炒,二两　　当归酒洗,二两　　南芎一两　　赤芍一两　　生地二两

桃仁去皮,一两　　红花酒洗,一两　　三棱醋炒,一两

莪术醋炒,一两　　干漆炒,一两

上为细末,醋糊为丸,如梧子大。每服八十丸,临卧淡姜汤① 下。

血　崩

治血山崩不止　核桃连粗皮,以黄酒煮数滚,取出嚼食,仍用酒送下,即止。

莇子散　治血山崩漏。

莇子② 二枚。烧煳为末,黄酒调服。

固经散　治血山崩,神效。

---

① 淡姜汤:《珍》本作"淡醋汤"。

② 莇子:亦称囊子,乃罂粟之异名。

大蓟根不拘多少，烧灰存性①，为末②。空心好热黄酒调下，即止。

治妇人血崩如泉流不止　棉花子，铜器炒尽烟，为末。每服二钱，空心黄酒下。

备金散　治妇人血崩不止。

香附子炒，四钱　五灵脂炒，二两　当归尾一两二钱

上为细末。每服二钱，空心黄酒送下。一方米糊丸。空心五十丸，用醋汤调下。

治血山崩如泉涌不止　干驴粪为粗末。入坛内烧烟，令崩妇人坐其上烟熏，久久自止。

治血山崩

郁花子仁③炒黄色　黄芩　甘草

上等分为末。每服二钱，空心黄酒送下。

---

①　不拘多少，烧灰存性：此8字《珍》本作小字。

②　为末：此前《珍》本有"上一味"3字。

③　郁花子仁：药无此名，疑即"郁李仁"。

治血崩　腥腥草①锉一剂，水煎服之，立止。

妇人血崩方

蒲黄炒　五灵脂　官桂　雄黄　甘草各一钱

上为末。每服一钱，姜汤调下。

血山崩

当归一两　龙骨煅，一两　香附子炒，三钱　棕毛灰半两

上为细末。空心米饮调下四钱。忌油腻。

带　下

治女人赤白带下，男子白浊

硫黄一两，烧酒淬七次　官桂三钱　陈皮一钱二分　白芷二钱　当归一钱二分　甘草二钱

上共为末。每服一钱，空心黄酒送下。

刘刺史丸　治赤白带下。此药不寒

---

① 腥腥草：药无此名，疑为"星星草"。

不热,得其和平,助阴生子,神效。

肉苁蓉酒洗,一两三钱　覆盆子去蒂,一两二钱　蛇床子一两二钱　菟丝子酒制,一两二钱　乌贼骨八钱　五味子六钱　当归酒洗,一两一钱① 　川芎一两一钱　白芍一两　防风六钱　黄芩五钱　艾叶三钱　牡蛎八钱,用盐泥固济,煅透去泥,研

上焙干为末,炼蜜为丸。每服三十或四十丸,早晚青盐汤送下。

二白丸　治白带如神。

石灰一两　茯苓二两

上为末,水丸。每服三十丸,空心白水下。

火龙丹　专治男妇下元久冷,赤白带下,如神效。

硫黄　丁香　甘松　山奈各二钱

上共为细末,炼蜜为丸,如绿豆大。每服七丸或②九丸,空心热黄酒送下。

---

① 一两一钱:《珍》本作"一两二钱"。

② 或:原无,据《珍》本补。

求　嗣

神仙种子奇方

巴戟肉二两五钱　菟丝子酒制，二两　鹿
茸酥炙①去毛，一两，须真茄茸　吴茱萸　白及
白茯苓各一两　大附子童便浸三日，切片，阴干，五
钱　牛膝酒洗，去芦　细辛各五钱　菖蒲　厚
朴姜炒　桂心　人参　白蔹　没药各四钱
当归三钱　乳香二钱

　　上共为细末，和丸如梧子大。每服五
七十丸，空心黄酒送下，或盐汤亦可。壬
子日修合，男女每日服之。无男子，妇人
不可服。亦不可过服，恐成②③双胎。

金莲种子方

附子生用，去脐　白茯苓去皮，各一丽半
杜仲去皮，炒去丝　桂心　秦芄　防风各三钱
干姜一钱，生用　牛膝一钱　砂仁一钱　细
辛一钱　人参二钱　何首乌二钱　菟丝子一

---

①　炙：原作"制"，据《珍》本改。

②　成：原作"或"，形近致误，据《珍》本改。

钱 益母草二钱 大黑豆二钱

上共为细末,炼蜜为丸,如黄豆大。每服三十九,茶酒送下,效。

仙传种子药酒方

白茯苓去皮,净,一斤 大红枣煮,去皮核,取肉,半斤 胡桃肉去皮,泡去粗皮,六两 白蜂蜜六斤,入锅熬滚,入前三味搅均,再用微火熬滚,倾入瓷坛内,又加高烧酒三十斤,糯米白酒十斤,共入蜜坛内 黄芪蜜炙 人参 白术去芦 川芎 白芍炒 生地 熟地 小茴 枸杞子 覆盆子 陈皮 沉香 木香 官桂① 砂仁 甘草各五钱 乳香 没药 五味子各三钱

上为细末,共入蜜坛内和匀,笋叶封口,面外固。入锅内,大柴火煮二炷香,取出,埋于土中三日去火气。每日早、午、晚三时男女各饮数杯,勿令大醉。安魂定魄,改易颜容,添髓驻精,补虚益气,滋阴降火,保元调经,壮筋骨,润肌肤,发白再黑,齿落更生,目视有光,心力无倦,行步如飞,寒暑不侵,能除百病,交媾而后生子

---

① 官桂:原脱,据《珍》本补。

也。神秘不可传与非人，宝之宝之。

种子方

人参　五味子各三钱　白及　吴茱萸
白茯苓① 去皮，各一两　白附子火炮，二两　细
辛去土，五钱　乳香五钱，另研　当归三钱，酒浸

上共为细末，炼蜜为丸，如梧桐子大。
每服十五丸，空心温黄酒送下。

秃鸡丸　治男子阳道痿软，久无子
息。服之旬日见效。

肉苁蓉一两，酒洗　远志一两，去心　甘草
水泡　蛇床子一两，盐酒炒　山药一两　木香一
两　菟丝子三两，酒制　细辛一两　五味子一
两　莲蕊一两　沉香一两　益智仁一两半，炒
木鳖一双，去壳

上为细末，炼蜜为丸，梧子大。空心
五十丸，温酒下。大壮阳道，无妻不可服。

诗曰：活人曾不受黄金，红杏栽成春
满林。

石室丹炉藏世域，青囊后发复全生。

① 白茯苓：《珍》本无此药，疑脱。

卷之三　康集

161

妊　娠

安胎方　半产多者有胎，先于两月半后，即服此药十数剂；四月六月之后，各服数剂，以防此患。至九个月，内服达生散数服，可保无虞。至十个月，可服瘦胎散。

人参　白术　茯苓　甘草　当归　川芎　白芍药　熟地黄　陈皮　阿胶　艾叶　条芩

多气，加香附、砂仁；有痰，加姜制半夏。

上味姜水煎服。为丸亦可。

紫苏饮　治胎气不和，凑上心腹，胀满疼痛。兼治临产惊恐气结，连日不下。

当归　川芎　白芍药　人参　紫苏　陈皮　大腹皮 ①　甘草

上锉，生姜五片，葱白七寸，煎服。

腹痛，加香附米；咳嗽，加枳壳、桑白皮；热，加黄芩；呕，加砂仁；泻，加白术、茯

---

① 大腹皮：原作"大伏皮"，据《珍》本改。

芩。胎前诸病,用此加减有效。

产　育

催生方　咒曰①:九天玄女下界来,身穿罗衣脚撒鞋。扬子江河一点水,产妇吃了产门开。谨请南斗六星,北斗七星。吾奉太上老君,急急如律令。敕。

默念七遍,吹在水内,产妇吃之即下。

治妇人难产及横生逆产,如神　蛇蜕皮(焙干)一条,为末。每服五分,黄酒调下,效。

治横生逆产,胎死腹中　先用伏龙肝三钱为末,黄酒调服;即用平胃散加皮硝五钱、麝香一分,水煎温服,立效。

治难产方　用鱼鳔三寸,灯焰上烧过,为末。每一分,用好黄酒调服。横生直下者服五分。

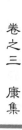

———————————

①　咒曰:此后咒语乃古人迷信之说,无科学依据,不可取。或云可起到心理暗示作用。为保留古籍原貌,姑存之。

治胎衣不下

当归二钱　苏木二钱　麝香少许,另用

上用水一钟半,煎至一钟,入童便一钟并麝香末,调匀服之,立下。

产　　后

妇人产后十八症论

第一论　产前母遭热病欲死者何也? 答曰:因母淹①热病六七日,脏腑极热,蒸煮其胎,是妨子死在母腹中。何以治之? 但服乌金散,自②然儿生。其状脐下疼痛,指甲青,口边沫出。用滑石、榆皮、酒,三味同煎三五沸,温服。

久缠热病近子宫,肚热蒸胎不可禁,
脐下疼时有顷刻,口中沫出命逡巡。
唇青齿黑推三命,手腿筋抽唤四邻,
试看乌金功力效,酒调三服便安宁。

第二论　难产者何也? 缘已成就,食

---

①　淹:滞留也。
②　自:此上《珍》本有"须臾"2字。

母血十月满足，自有余血遂结成块，名为儿枕。凡生产之时，儿枕先破，败血散入囊中，故难产。急服乌金散解^①，逼去败血，自然儿生。若胎衣未下，用燕子粪炒黄色，同滑石、榆皮、酒四味同煎温服。

腹痛连时至夜半，医人无路救灾危，

千斛汤药施无计，万种书符效验迟。

痛愁彻心何路去，昏迷勿听认人知，

试将酒调乌金散，必定平安效莫疑。

第三论　产后胎衣不下者何也？缘母子生迄，腹中败血流入衣中，被血所胀，故衣难下。但服乌金散去衣中败血，则衣带自断，须臾自然衣下。用棕树^②烧灰，燕子粪炒黄，童子小便、酒同煎，温服。

子落衣留在腹中，居家愁闷一心同，

须知血返衣中聚，结胀衣根在产宫。

莫信凡医行取次，无过此药有神功，

连将温酒调三服，须臾逐血自然通。

---

①　解：《珍》本无，疑衍。

②　棕树：原作"树棕"，《珍》本同，据文义改。棕树，即棕榈树皮也。

第四论　产后三五日以来，起坐不得，眼见黑花生①，及昏迷或极冷、不识人者何也？答曰：缘产后三五日，血气未定，败血流入浑身五脏，奔注于肝脏②。医人不识，多作暗风治之，百无一存。用榆皮（烧灰）、生铁（烧红酒浸三次）、玄胡索、童便四味同煎，温服。

　　血夺肝时眼见花，邻人都道是风邪，

　　狂言似鬼安知次，乱语如神莫测涯。

　　恍惚清神看不定，惊慌愁虑恐悲嗟，

　　若吃三服乌金散，管保全安喜气赊。

第五论　产后口干心③闷，多烦渴者何也？答曰：缘生产三五日，血气未定，因食腥酸热物，瘀血结住在心脏，故有此疾。医人不识，多作胸腹膨闷治之，非也。宜用当归、酒、童便三味同煎，温服。

　　因伤热物口生干，积聚心头返不安，

　　迷闷昏沉增败血，惊忙困渴又生寒。

---

①　生：《珍》本无此字。

②　肝脏：原作"肝肠"，据《珍》本改。

③　心：原作"必"，形近致误，据文义改。

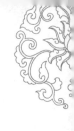

唇干口齿咽喉急,恍惚精神语数难,

性命不安看顷刻,乌金试服立安痊。

第六论　产后寒热往来,腰背疼痛者
何也?　答曰:缘产后寒于风穴,邪气入腹,
败血不尽,上连心肺,下逐肝脏,故令寒热
如疟疾,或腰腹①疼痛。医人不识,作疟
疾治之,百无一存。但服乌金散,童便、
酒、当归同煎温服。

败血流来似疟看,肺赢脏气变多端,

喘残壅盛连心肺,紧逐风邪即入肝。

头疼腰痛身壮热,口干体战更憎寒,

神功自有乌金散,入口逡巡命自安。

第七论　产后返②热,遍身四肢寒热
者何也?　答曰:缘五脏败血攻注,流于四
肢,停滞日久,不能还原,仍化作脓血,故
四肢俱肿。时人不识,多作水气治之,百
无一存。夫生气不固,何以治之?水气肿
则喘,小便涩滞;血气肿则四肢寒热。先
服乌金散去却败血,次服局方通宝散,立

①　腰腹:原作"腹肠",据《珍》本改。

②　返:音义同"反"。

效。用桂枝、红花、酒煎服。

　　血气肿溢入四肢,皮肤肿闷欲何医,
　　还因拥作三焦出,积恶攻心五脏衰。
　　气粗喘息如痢涩,血伤疼痛莫能知,
　　神仙自有乌金散,解救临危果不虚。

　　第八论　产后眼见鬼神,颠狂言语者何也? 答曰:盖因产后败血攻心,受之适忧触,被败血蒸煮其心,遂乃言语颠狂,如见鬼神。医人不识,多作风魔治之,误也。但服乌金散,去却败血,其病自痊。用当归、童便、酒煎服。

　　言语无休岂可轻,亲眷来看总不通,
　　物无事见言作怪,眼中须臾鬼神惊。
　　时时喘息心烦闷,往往憎寒败血冲,
　　动似风魔缘血气,乌金服了便安宁。

　　第九论　产后失音不语者何也? 答曰:人心有七孔九窍三毛,却被败血上冲心脏,闭七孔,遂乃言语不得。时人不识,多作失音治之。但服乌金散,去却心中败血,其病即愈。用玄胡索、棕皮(烧灰)、酒三味煎服。

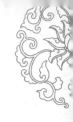

失音不语有何因，败血冲心误损人，
嬴弱既过知本意，参差性命必沉沦。
满胸奔注冲七孔，流塞心中闷五魂，
莫言中风邪气作，乌金三服得安宁。

第十论　产后腹疼兼泻痢，或腹胀虚满者何也？答曰：缘产后未满月，误食冷水，或食热物，余血相投，结聚日久，渐渐腹胀疼痛，米谷不消，或脓血不止，腹胀虚满。若水气入腹，因冷疼痛，或泄泻、或痢，或五脏不安；血入小肠，变赤白带下。先服乌金散，去却败血，后调中，痢即安。用葛根、童便、酒同煎，温服之。

腹中疼痛有千般，呼吸精神语不安，
冷水热汤为疾病，分明相击血流残。
朝朝米谷难消化，日日盈虚五脏寒，
自有乌金散取治，何愁此病不安痊。

第十一论　产后百节疼痛者何也？缘产后被败血流入关节中，伤注日久，结聚虚胀，不能还原，因此疼痛。用牛膝、童便、酒煎服之。

百节疼时胸胁排，血流无处不经来，

或时肿痛人难辨,发作疼时似刃摧。

回转翻身无可忍,四肢疼痛叫声雷,

只因五脏皆虚弱,服取乌金散不衰。

第十二论　产后崩中,败血有如鸡肝
者何也？答曰:缘产后败血恶露自下未
定,久而不治,或食腥酸之物,变作崩中,
败血如鸡肝,发热昏闷难治,万无一存。
先服乌金散,用樟柳根、杏胶、酒煎服之。

腹中疼痛如刀割,因食腥酸惹病愆,

频频落似鸡肝色,虚羸四体热兼寒。

有时奔注急烦躁,恍惚昏沉命转难,

但取乌金三二服,当时神效得安痊。

第十三论　产后血气不通,上气咳
嗽,昏迷惊恐者何也？答曰:缘产后未经
满月,血未还原,不能填补,因食热物湿
面,壅结成病,积聚成块,即上气咳嗽,四
肢寒热,口干心闷,背膊燥肿,梦多惊恐,
腹中疼痛,日久月经不通,多致腹疼绕脐
下,面带黄色忽赤,因此不治,变成骨蒸。
但服乌金散,用樟柳根、杏胶、酒煎服之。

气残血败中心积,性命行看误杀人,

还因热面相牵系,往来憎寒喘息频。

虚冷昏沉常在枕,形骸常被痛来临,

如何不用乌金散,便着身亡做鬼魂。

第十四论 产后胸膈气满,呕逆头疼者何也?答曰:缘产后血气未定,心中有恶物,是以肺气即否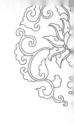① 不安,自然吐逆,胸膈胁胀,勿作返食症② 治之。须服乌金散,去却心中恶物,其病自愈。用樟柳根、杏胶、酒煎服之。

腹中凝血气喘呵,又添呕逆吐涎波,

遍脐败血冲胸膈,绕心虚气汗流戈。

憎寒头疼兼口苦,两胁膨胀怎奈何,

若要气顺心不闷,服取乌金见效多。

第十五论 产后小便赤色,大便涩滞者何也?答曰:缘产后败血流入小肠中,闭却水门,故小肠闭涩,或攻产门肿。时人不识,多作下淋治之。但服乌金散,去却败血,用樟柳根、杏胶、酒煎服。

---

① 否:通"痞",满闷不舒。

② 返食症:即翻胃症,可见朝食暮吐,暮食朝吐。

血入胎中推不知，小便淋涩大便迟，
乍寒乍热头流汗，恰似英荚向日葵。
花向日前如绫锦，孔悲手足乱粘衣，
须臾诚验乌金散，莫信凡愚取次医。

第十六论　产后舌干鼻衄，绕项生瘀
点者何也？答曰：缘产后败血流入五脏，
故有此疾。但服乌金散，用当归、童便、酒
同煎，温服。

绕项血瘀点不除，渐凝残血道流余，
败血流通伤七孔，口鼻经过以次衢。
通结四肢黄似赤，不然如面上皮肤，
早早寻医忙救治，服取乌金病自无。

第十七论　产后中风，腰疼眼涩，腿
脚如弓者何也？答曰：缘产后未满月之
时，或百日之内，伤行房事，或因于灸疮内
中风，初时眼涩，体、腰、脊浑身筋急，有如
角弓，牙关紧闭。用河乌虾、野麻子草、酒
煎服。

眼涩腰疼困后眠，多因房事致如然，
此肚为因邪血入，昏沉恍惚病牵连。
牙关紧闭筋还急，腰脊弯时腿亦弯，

毋号见风兼血气,乌金三服得安身。

第十八论　咽喉如蝉声者何也? 答曰:产后有热血相兼,或宿食热、败血攻注,喘息不定,上下往来,与^①顽涎相结,故令喉中有此声。时人难救,遂言语不得。五脏未实,用乳香、酒煎服。

血冲心脏热相兼,喘息喉中不可堪,
顽涎瘀血相缠紧,往来徐徐渐加添。
富贵此时何不乐,姻亲满室不相瞻,
但服乌金三二服,管教身病即时安。

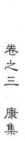

乳　病

治吹乳

蒲公英　金银花

共一处煎浓,加黄酒服。

一方^②　入患家门,房上或墙头地下掐草四指长,以手捺,默念:我佛面前一棵莲,结下子来献西方,金头娘子害吹奶。

----

① 　与:原作"于",《珍》本同。据文义改。

② 　一方:此方所言纯属迷信,无任何科学依据,不可取。为保留古籍原貌,姑存之。

明问：左边？右边？患者应以实告。再说：吹口气来！医即出，不可回顾，将草手心紧捺，出，放在墙缝，以土厚盖，不可透风，即能止痛消肿也。

下乳方 半夏（泡①）三粒，为末。酒调服，即有乳。

吹乳咒② 咒曰：上方玉女吹奶疼，下方玉女吹奶疼，一口吹在金簪上，按下金簪再不疼。谨请南斗六星，北斗七星。吾奉太上老君，急急如律令。

朝太阳念咒七遍即消。

治吹乳肿痛不可忍 用半夏一个，葱白二寸，捣一饼。如左吹，塞入右鼻孔；右吹，塞入左鼻孔。经宿消。

治吹乳、乳痈神方 用葱根捣烂，铺乳患处，上用瓦罐盛

火盖葱上。一时蒸热，汗出即愈。

---

① 泡：原作"炮"，按半夏修制多用水浸泡，未见有用火炮制者，此必音同致误，故据《珍》本改。

② 吹乳咒：此咒乃古人迷信之说，无科学依据，不可取。为保留古籍原貌，姑存之。

妇 人 杂 症

神秘万灵丹　专治妇人一切胎前产后诸般病症，三十六种冷血风，八十二种风疝气①，乳中风淋沥②血聚。妇人胎孕不安，死胎不下，不过二三丸；胎衣不下，只一丸；产后腹内绞痛，脐下如刀刺者，只服一丸；胎前产后赤白带下，呕逆填塞，心气烦满，怀胎近产，一日一丸，临产不觉疼；若经脉不通，或③来频并，或赤白带下，饮食无味，面赤唇焦，手足顽麻，遍身生黑点血癥者，一切诸疾，但服一丸，细嚼，温酒送下。又治产后伤寒中风，体如板者，用麻黄汤下。

　　何首乌_{去皮,用黑豆九蒸九晒,忌铁器}　川当

---

①　气：此前原有"病"字，《珍》本同。据《寿世保元》卷七删。

②　沥：原无，《珍》本同。据《寿世保元》卷七补。

③　或：此前《寿世保元》卷七有"或乘时不来"5字。

归酒浸　两头尖各五钱　川乌去尖，用火炮　草乌去尖，用火炮　大茴香　川芎　人参去芦　防风去芦、尾　白芷　荆芥穗　桔梗米泔浸　麻黄水煮四沸，去节　甘草炙　天麻十二味各二两　白术米泔浸　木香不见火　辽细辛　血竭另研，各五钱　苍术半斤，米泔洗过，入酒浸一宿，晒干，为末

上共二十味，俱为细末，炼蜜为丸，如弹子大。每服一九，细嚼，黄酒送下。

紫霞杯

硫黄一斤，烧酒煮过，每一两加雄、砂各一钱　丁香一钱　木香一钱

上共为细末。将硫化开，入药搅匀，倾于模内，即成杯矣。如有下元虚寒，酌酒服之，甚妙。后有《西江月》：

传得仙方妙诀，炼成紫霞金杯，
暖宫种子世无极，善破胸中积滞。
男子下元久冷，妇人白带淋漓，
空心酌酒饮三杯，胜服丹药良剂。

玉兔散　治妇人产后，阴下脱似肠者。

用鲜兔头一个,烧灰存性,敷之即缩上。此药虽平,有殊效。

小儿惊风

金箔镇心丸 治风痰,胸膈积热,心神恍惚,急慢惊风,如神效。

朱砂 马牙硝 片脑 麝香各一钱 甘草二两二钱三分 人参五钱七分 白茯苓六钱六分 紫苏一两

上为细末,炼蜜为丸,如圆眼大,金箔为衣。每服一丸,不拘时,薄荷汤化下。

保命丹 治惊风发热痰嗽,神效。

朱砂 郁金 天麻各一钱 防风 粉草 僵蚕炒去丝 白附子 青黛 薄荷 南星制同下 半夏用生姜汁浸二日,锉碎,各二钱 麝香少许 全蝎去尾尖,一钱

上为末,炼蜜为丸,如皂角大。每服一丸,灯心薄荷汤化下。

保童丹 专治小儿急慢惊风,痰咳嗽喘满,不进乳食。虫疳、积热、膨胀等病,

亦皆治之。

陈枳壳五对大者，去瓤，用巴豆七粒，去壳入内，十字缚定，好醋反复煮软，去巴豆，切片，焙干。余醋留煮糊

三棱　莪术各五钱，煨　金箔十片　朱砂二钱，另研

上为细末，以前醋面糊为丸，如绿豆大，朱砂为衣。小儿未及一周一丸，以上三丸，三岁以下七丸，用薄荷、灯心、金银环同煎汤下。如不能吞者，磨化与服，大效。

大红末子

乌药顺气散一贴，加朱砂五钱，为细末。

治小儿发热惊风及痘疹诸疾。量大小与服，黄酒或米汤调下。多则一钱或几分。

脐风，惊风

一粒朱砂一片雪砂、轻粉各一分，七个僵蚕三个蝎蚕炒去丝，蝎焙，不论急风与慢风，只用原母身上血。

上为细末。乳汁调一分，敷乳头，儿

口噙吃下即安。

疳　疾

芦荟丸　治小儿疳积、食积，面黄或青或白，小便如泔，大便溏泻，腹有青筋，肚大如鼓，足瘦如柴，不时发热，皆治。

胡黄连_{乳浸}　山楂肉_{各五钱}　鹤虱　芜荑　芦荟_{乳浸}　川楝子肉　陈皮　白术　三棱_{醋炒}　莪术_{醋炒，以上八味各三钱}　使君子①肉_{十个}　尖槟榔_{二钱}　虾蟆头_{一个，乳浸，炙干}　阿魏_{八钱，醋煎化}

上为末，加飞罗面，入阿魏为糊丸，如绿豆大。每服三十二丸②。忌腥荤③猪肉，百日外不忌。

治小儿癖疾如神

硇砂　硼砂_{各五钱}　白滑石_{一两}

上共一处为末。用鲇鱼一尾，去肠屎

①　使君子：原作"史君子"，《珍》本同。此乃药名之俗写，今以"使君子"律之。后同。

②　丸：原作"服"，据《珍》本改。

③　荤：原作"晕"，《珍》本同。据文义改。

净,将药入肚内,用小铜瓦合住,盐泥固济,入炭火煅红,去鱼,取出药为末。每先用一分,渐加至四五分为止,入鸡子内搅匀,蒸熟与儿食之,癖即愈矣。

神仙化癖丸

芦荟　青黛　木香　厚朴_{姜炒}　陈皮_{去白}　槟榔_{各一钱}　使君子_{去壳}　胡黄连　山楂肉　香附_{水浸}　三棱_{煨,醋炒}　莪术_{煨,醋炒,各二钱}　人参　白术_{各三钱}　水红花子　神曲_炒　麦芽_{炒,各四钱}　阿魏_{为糊,一钱}　甘草_{炙,六分}

上为末。将阿魏一钱水研开,和面糊为丸,绿豆大。每服四五十丸,米饮、白汤任下。

小儿癖疾并男妇一切积块

核桃_{一斤}　槟榔_{二十个}　硇砂_{一钱}　大黄_{一两}

上三味为细末。入桃仁,水煮一炷香,水滚时,陆续入皮硝半斤,香尽硝亦尽。只食桃仁亦好。

牛黄散　治癖神效。

牛黄　芦荟　僵蚕各二钱　孩儿茶　阿魏　甘草各三钱

大黄一两一钱　穿山甲十片,黄土炒焦黄色

上为细末。每服五分,蜜水或黄酒空心服。忌生冷。

痞疾丸

阿魏二钱　天竺黄　芦荟　沉香　胡黄连　硇砂　雄黄　没药　穿山甲炙　草乌　火炮　三棱　莪术各三钱

上共为末。将阿魏用黄酒放入白瓷钟内,再坐砂锅内溶化,取出群药,搅匀,丸如豆大。每服二丸,黄酒送下。忌生冷、油腻、热物,不可食。

化癖膏

黄狗脑子三个　皮硝半斤　麝香三分　珍珠一钱

共捣成饼,分作三次用。先令病者饮食稍饱,令仰卧,揣块之大小用笔圈定,以篾作圈围住;另用面作圈,放篾圈里,以草纸贴块上,将药摊贴纸上,用火慢慢熨之,熨尽药枯为妙。次日又如此,三次熨尽。用桃仁承气汤一剂服之,即下血块,神效。其脐翻出,不治。其块收上心去,不治。

贴癖神应膏

皮硝　山栀子　蜂蜜　酒糟　猪脂　水萝卜皮各一两半　硇砂一钱半　鸡子清二个　大葱一根　水红花子二钱　阿魏五分

上各味为细末。捣葱同鸡清相和诸药,摊布上,贴患处。或用油纸裹住,频频润之。如今日午时贴起,至来日午时去之,再贴。甚者不过三五贴。神效。

千金不换挞痞膏

血竭一钱半　乳香另研　没药各二钱,另研　阿魏二钱　大黄　雄黄　米壳　巴豆去油　人言各三钱　穿山甲三片,炙　芥子五钱,另研　鹁粪醋烹　皮硝　野葡萄①根皮,炒干　凤仙草　蓖麻子各五钱,炒黄

---

　① 野葡萄:原作"野蒲萄",《珍》本同。"蒲"乃"葡"音同致误,今据中药药名改。

鲁府禁方
182

上为末。用小黄米做成粉子，炒煳，四两，研细，用陈醋和成膏，贴患处。每贴加麝香五分，独蒜一头（捣十下）。红绢一方，将药摊上，如干用醋润之，三炷香尽去药。三日一贴，贴二次即好。

经验化癖千槌膏　治小儿大人内有积块，发热口臭。

皮硝提过，明净者　川椒去目　蓖麻仁去壳，各六两　黄香即拔过松香，三斤　绿豆半升

先将绿豆半升、川椒六两，用水二瓢熬成浓汁，滤去椒、豆，只存净汁；再熬一炷香，入黄香在汁内；再熬二炷香，离火，入皮硝，搅匀取出；入石臼内，加蓖麻子仁，陆续捣成膏为一块。临用时，量积块大小，以热水浴软，捏成一饼。先用麝香少许擦皮肤，使引气透，方覆药。仍以狗皮盖贴，随将有火熨斗在膏药上熨三五次，再用绵帛勒之。三日一换，可除病根。此药能医大人小儿积块。忌食苦菜、豆腐、香椿、黄瓜、茄子、鸡、鱼、醋、猪首肉。

黄阁化癖膏　专贴癖积气块,身体发热,口内生疮。此药用狗皮摊贴患处。每个重七线,贴三日止热,七日觉腹微疼,十日大便下脓①血为验,大有神效。忌生冷及腥荤发物百日。申阁下传。

秦艽　三棱　黄柏　莪术　蜈蚣各五钱　当归　大黄各三钱　真香油二斤四两　黄丹一斤二两,水飞过,炒紫色　穿山甲十四片　全蝎十四个　木鳖子七个

上将药入油内,煎黄色为度,滤去滓,捣烂待用。油冷入黄丹,用文武火熬,槐柳条不住手搅,黑烟起,滴水成珠,手试软硬方可离火。次下四味细药,并入捣烂粗滓于内。真阿魏一两,乳香五钱,没药五钱,麝香一钱,皮硝三钱(风化,为末),搅匀,以瓷器内盛之。如用,坐水中溶化开,不可火上化。如有马刀、痱子疮,加琥珀一两在内,无不效验。

---

① 脓:原作"浓",《珍》本同。按"浓"为"脓"之借字,今据文义回改。

明目化积丸　点瘀积热甚眼朦，神效。

　　牛黄　冰片各一分　熊胆二分　麝香七厘

　　上为细末①，人乳为丸，米大。每二丸，入眼，合久自化，有奇功。

治大人小儿癖积方

　　黑矾三斤　皮硝三斤

　　上用金花烧酒一碗，调二味匀，面一升和块围病上，以熨斗加火，三日一熨，十日癖软。忌醋、酱、鱼、犬肉、豆等物。宜牛肉、白米粥，加小枣三个入饭煮，先吃枣，后用饭，日三服。

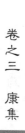

吐　　泻

治小儿吐泻方

　　寒水石一两　硫黄煅过，四钱

　　上为末，藿香煮水打糊为丸，如鸡头子大。每服一丸，针扎，灯上烧红，研末，

----
　　①　细末：《珍》本作"极细末"。

米汤送下。

治小儿泄泻　赤石脂为末,面糊为
丸,如黍粒大。每服十九,米汤送下。

治久泻不止及脱肛

五倍子一两,炒　枯白矾三钱

上为末,水糊为丸,如梧桐子大。每
服五七丸,空心米汤送下。

治小儿水泻

白矾　黄丹

上各五钱。用葱白同捣烂,涂脐上
即止。

贴小儿惊痫水泻

巴豆二个,火炮,去油　皮硝　黄蜡

上三味各等分。捣成膏,摊在纸上,
贴额颅上、囟门下是也。有小泡起,即止
其泄。

痢　疾

治小儿噤口痢　甜梨一个,取出子,
入蜜填满,纸包,火煨熟吃,立止。

治小儿水泻痢疾

蜂蜜三茶匙　飞矾三钱,为细末

白萝卜捣烂,扭水半酒钟,调在一处饮之。温处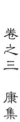①出微汗即好。忌酸冷三五日。

治小儿一切痢疾并噤口痢　七八日乃可服。

五倍子不拘多少,炒黑色存性,为末,葱汁为丸,绿豆大。每服一二十丸,生姜汤送下。一服不已,再进一服,甘草汤送下,立愈。

治痢疾、口疮神效

红麻子百粒　巴豆四十九个　雄黄　朱砂各五钱　蜂蜜量加

共捣烂。小儿痢贴印堂,榆钱大,二炷香即起;久痢贴三日,一日一换。男女五七岁,贴三炷香。口疮贴鼻尖,久贴三日,一日一换。如少合,二麻子,一豆,雄、朱一分。

---

① 温处:《珍》本无。此指温暖之处。

疟　疾

治小儿疟疾 ① 　用芫花根为末。每用一二分，三岁儿用三分。以鸡子一个，去顶入末，搅匀，纸糊顶口，外用纸裹，塘 ② 灰火煨熟，嚼吃。

治疟秘方 ③ 　天灵盖烧存性，为末。每服五厘，黄酒调下效。

咳　嗽

小儿咳嗽方 　用生姜四两，煎浓汤沐浴，即愈。

治小儿痰嗽方 　甜梨一个，入硼砂一分，纸包，水湿，火煨熟吃，立愈。

治咳嗽方

---

① 治小儿疟疾：本方《万病回春》卷七作"芫花散"，方名置于5字之前。

② 塘：原作"糖"，《珍》本同。音同致误，据文义改。《万病回春》卷七无此字。

③ 治疟秘方：本方《万病回春》卷七作"天灵散"，无"治疟秘方"4字。

杏仁去皮尖　胡桃肉各等分

上二味为膏，入蜜少许。每一匙，临卧姜汤下服之。

牙　疳

治小儿牙疳，搽上即生肌肉方

轻粉二分　孩儿茶一分　麝香一分　靛花三分

上共为细末。照疮大小贴患处，即效。

姜矾散　治小儿走马牙疳。

干姜五分　晋矾二钱　红枣三个,烧存性

上共为细末，敷在患处。

口　疮

治小儿满口白烂，生疮口糜

白术　茯苓　猪苓　泽泻　木通生地　肉桂　甘草

上各等分，煎服，神效。

治小儿白口疮方　黄丹、巴豆同炒

焦,去豆用丹,掺疮上立止。

小儿口疮方 用孩儿茶,为极细末,敷之立效。

一方 用小红枣去核,入些微白矾,煅存性,为末;加入雄黄末、孩儿茶各一分,和匀搽之。先用荆芥煎汤洗口,后敷药,立效。

小儿口疮方

黄柏^{蜜炙}　僵蚕^炒

上为末,敷之立效。

预 解 胎 毒

消毒丹 其效如神。

初觉时,将朱砂一味,先研为末;次用磁石引去铁屑,然后研为极细末。入蜂蜜和水调匀,量儿大小与服。不问已出未出痘疮、疹子,皆可服之。轻者全然无事,重者可保无虞。服之多寡,因小儿岁数:二岁以下可服三四分,五岁以下可服六七分,十岁以下可服八九分。

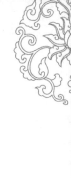

消毒保婴丹 ①

缠豆藤一两五钱，六七月② 收，青豆上缠细红丝者
是。采取阴干，妙在此　黑豆三十粒　赤豆七十粒

山楂肉一两　新升麻一钱五分③　荆芥

防风　川独活　甘草　当归　赤芍药

黄连　桔梗各五钱　生地　辰砂水飞，另研

牛蒡子④ 各一两，纸炒过　连翘二钱五分⑤　苦丝
瓜二个，长五寸，经霜方炒，烧灰存性

上共为细末，和匀，净砂糖拌丸，李核
大。每服一丸，浓煎甘草汤化下。

其前项药，须预办精料。遇春分、秋
分，或正月十五日、七月十五日修合，务在

---

①　消毒保婴丹：《寿世保元》卷八作"神效消
毒保要丹"。

②　六七月：《寿世保元》卷八作"八月"。

③　一钱五分：《寿世保元》卷八作"七钱
五分"。

④　牛蒡子：蒡，原作"房"，据《珍》本改。《寿
世保元》卷八无此药。

⑤　二钱五分：《寿世保元》卷八作"七钱
五分"。

精诚,忌妇人、猫、狗见之①。合时向太阳祝药曰:神仙真药,体合自然。婴儿吞药,天地齐年。吾奉太上老君,急急如律令。敕。一气念七遍。

痘 疮

痘煮砂

升麻　川芎　当归各四两　甘草三钱
天麻　干葛各五钱

共六味,锉如豆。东流水五瓢,于砂锅煮。朱砂四两,细绢袋盛之,悬于锅内,盘覆之。文武火煮水干为度。水续添,勿令太沸,亦不可不沸。待煮水尽取出,晾②干,收贮听用。量儿大小,一服六七分,炒过糯米三分同研为细末,白蜜一匙,熟水同调下。初发热者服之,毒气即散;

---

　　①　忌妇人、猫、狗见之:此无科学道理,尤对妇女之侮辱,当批判。下文"合时向太阳祝药"法,亦属迷信,不可取。为保留古籍原貌,姑存之。

　　②　晾:原作"凉",《珍》本同。按"凉"乃"晾"之借字,今回改。

见苗者服之,则稀亦稳;早回者服之,
复起。

九味神功散① 治痘出太盛②,血红
一片,七日以前诸症可服。

黄芪 人参 白芍 生地 紫草
红花 牛蒡子③ 前胡 甘草④

上锉,水煎服。热甚,加黄连、黄芩各
一钱;有惊,加蝉蜕⑤(去翅足);若颗粒⑥
淡黑色者,有寒乘之,加官桂一钱。

内托散 治气血虚损,或风邪秽毒冲

---

① 九味神功散:《寿世保元》卷八同,《万病回
春》卷七作"神功散"。

② 太盛:《珍》本同。《寿世保元》卷八、《万病
回春》卷七均作"毒气太盛",义较明。

③ 牛蒡子:此后《寿世保元》卷八、《万病回
春》卷七均有"各等分"3字。

④ 甘草:此后《万病回春》卷七有"减
半"2字。

⑤ 蝉蜕:此后《万病回春》卷七有"一
个"2字。

⑥ 颗粒:原作"头粒",《珍》本同。据《寿世保
元》卷八改。

触,使疮毒内陷,伏而不出,或出而不匀快。此药活血匀气,调胃补虚,内托疮毒,使之尽出,易收易靥。

黄芪炒　人参　当归各二钱　川芎
防风　桔梗　厚朴姜炒　白芷　甘草生,各一钱　木香　肉桂各三分

泄泻,加丁香、干姜、肉豆蔻。

上方于红紫黑陷属热毒①者,去桂,加紫草、红花、黄芩;若淡白、灰黑陷伏属虚寒者,加丁香救里,官桂攻表;当灌②脓而不灌脓者,倍参、芪、归,煎熟,入人乳、好酒温服。

起死回生散　治痘疮七八日,忽然变黑收入,遍身抓破,吭喘慌乱,生死须臾。服此从新另出,立可回生。赵神仙传。

当归　川芎　白芍　生地黄　升麻
红花

---

① 毒:原脱,据《珍》本、《寿世保元》卷八、《万病回春》卷七补。

② 灌:原作"贯",《珍》本同,按"贯"乃"灌"之借字,今回改为本字。下同。

上陷加白芷，下陷加牛膝，遍身黑陷加麻黄、象粪微炒，如一岁儿用二钱，大则用至三①五钱者

上锉一剂，半水半酒煎服，从新发出。脚下有黑疔，至七八日用针挑去，以太乙膏贴之，即拔去毒。须连进二三服。

复生丸　治痘疹不起胀。

当归身　西芎　升麻　干葛　白芍　人参　黄芪　甘草各五钱　辰砂一两二钱　紫草茸一两

上为末，糯米粽为丸，鸡头子大。每服一丸，河水煎滚，入黄酒少许送下。

独参汤　治出痘至灌脓、收靥之时，倒塌陷伏，心慌闷乱，死在须臾。

人参一两，水煎浓汁，灌下即省。

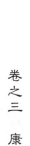

卷之三

康集

195

小 儿 杂 症

碧叶膏　治小儿遍身丹毒，神效。

菠菜叶不拘多少，捣极烂取汁，扫敷

---

① 三：原作"二"，据《珍》本改。

在患处,二三次即愈。

牛黄消毒膏　治小儿一切丹毒,
神验。

雄黄一钱　蜗牛①五十个　大黄末一两

上共研为一处,用铁锈②水调搽
患处。

一郎二子散　治诸虫。

槟榔五个,切片,锡灰炒　榧子去壳,十个
使君子去壳,二十个

上共为细末。每服大人二钱,小儿一
钱或五分,空心用蜜水调下。每月初一日
起至十五日止可服,虫头向上;如十六日,
虫头向下,不可服。

夜安一粒金　治小儿夜啼,立安。

牛黄(生者)三分,研极细,用乳汁调
灌咽下。仍将小儿脐下写一田字,效验。

神仙万亿丸　敕封通微显化真人。

朱砂　巴豆去壳　寒食面清明前一日,用

---

　　①　蜗牛:原作"窝牛",《珍》本同。按"窝"乃
"蜗"字借字,今回改。

　　②　锈:原作"秀",音同致误,据《珍》本改。

白面二两，酒和捍成饼，包干面在内蒸熟，收起阴干。至端午日取开，将面用酒和稀，重汤蒸成稠糊听用。以上三味，各秤净末五钱。

上先将朱砂研极烂①，即将巴豆同研极细，却以寒食面、好酒打成糊入药中，仍同研百余下，丸如黍米大。每服三五七丸，看病加减，照后引下。

感冒风寒，姜、葱汤送下，出汗。内伤饮食，茶清送下。心痛，艾叶煎水，入醋少许送下。伏暑热，冷水送下。心膨气胀，淡姜汤送下。霍乱吐泻，姜汤送下。痢疾，空心茶清送下。肚腹疼痛，热茶送下。小儿急慢惊风，薄荷汤下。一切病症，茶清下。

---

① 烂：《珍》本作"细"，义胜。

卷之四　宁集

痈　疽

一枝箭　治诸般肿毒，恶痛不可忍者。

白及　天花粉　知母去毛　牙皂　乳香　半夏　金银花　穿山甲酥炙　贝母去心

上锉。每一剂各一钱五分，酒二钟，煎一钟，温服。汗出即愈。

感寒失于表解，流成便毒痈疽，
往来寒热甚艰危，独活生芪[1]归尾。
要真金银花穗，大黄酒炒甚奇，
穿山甲要炒成珠，利下脓血便愈。

黑白散　专治一切痈疽发背，无名肿毒，医所不识者，并皆治之，神效。

---

[1]　芪：原作"黄"，义不明，据《珍》本改。

牵牛，黑白者各一合，用布包，槌碎。好酒一碗，煎至八分，露一宿，温热服。大便脓血为度。

朱砂解毒丸　治一切恶疮，走胤无形，并皆治之。若人不能服药，心中霍乱，不省人事，拔开牙关[①]，舌尖贴一丸，汗出为度，其效不能尽述。

朱砂一两　龙骨五钱　雄黄少许

上三味蟾酥为丸，如绿豆大。轻者五七丸，重者九丸或十一丸，冷水送下。或舌尖上贴之，汗出为度，大有神效。

溃脓散　治贴骨痛，无名肿毒。

当归七钱　穿山甲炙过，七钱　大黄五钱

白芷二钱　乳香　没药各一钱　僵蚕炒黄，二钱　甘草节一钱半

共为细末。每服三钱，好酒送下。行一二次肿毒消。

治一切无名肿毒，痈疽发背等疮　用

---

① 关：原作"开"，涉上"开"字致误，据《珍》本改。

蒜掐断,擦患处,立消。

治痈疽发背,已溃未溃如神　芝麻一碗,炒煳,入枯矾七钱,再炒,捣成饼,敷患处,三日一换。

夹纸膏　治发背溃烂者。

百草霜　壮人血余灰

上各等分。研细,腊月油烛泪化开,调为膏,摊旧柿油伞纸上,夹住,周围线缝,凉水浸之。先以温淘米泔洗疮净,贴药,勒住。次日再洗疮,洗药翻过贴之。三次照前洗换,新药贴,渐愈。

干槌膏　治无名肿毒及发背初起者,效如神。

赤杆蓖麻子_{四十九个}　杏仁_{四十九个}黄丹_{一钱}　软黄香_{二两}　没药_{一钱}　乳香_{一钱半}　轻粉_{五分}　麝香_{一分}

上以端午日午时捣千槌,收瓷器,绢摊贴。

追毒五香丸　治发背疔疮。

丁香　木香　沉香　乳香　没药

血竭各二钱　巴豆去皮,净仁三钱

上为末,然后人巴豆同研极细,重罗过,以瓷器盛之,黄蜡塞口。临用时,以生蜜调一丸,如小黄豆大,新汲^①井水送下。行三次,疮即愈。又看疮势大小,药之多寡。若疮日久势大,药丸不过大黄豆大;若疮势新起,则丸药但如小豆大即可;若病势已急,口噤不能开,但得药下,无不愈,乃用一大丸作二三五小丸灌之。此药旋用旋丸,不可预丸,积久而无用矣。神效。

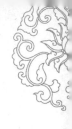

瘰　疬

治远近瘰疬

麝香　黄丹　轻粉　乳香各一钱　斑蝥^②五钱,麦炒^③,去头、足、翅

上为末。每服一钱,鸡清调匀,入鸡

---

①　汲:原作"芨",音近致误,据《珍》本改。

②　斑蝥:原作"班毛",《珍》本同。乃药名之俗写,今以"斑蝥"律之,后同。

③　麦炒:《珍》本同。据《本草纲目》当作"麸炒"。

蛋壳内,饭上蒸熟。鸡鸣时,汤瓶上嘘热,细嚼,饮汤送下,患自小便出。浅者见小便疼涩,下血块如小指;患深者下如鼠。已溃者用敷,旬日自干,永不发。忌三日不得用冷水洗面、手,脚不许踏冷地。忌生①冷、鱼、鸡、动风之物。

治瘰疬　用猪肚去净②,勿洗,刮肤上极细嫩油一层,以葱、蜜捣烂,上疮即溃。蚀旧干,生新肉。

一方　已破、未破皆可。

以男左女右,搦拳后纹尽处,豌豆大艾炷灸三壮,三四日愈。

又方　五倍子末,醋调贴敷。如已破,以蜜调敷硬处。消肿软坚。

治瘰疬、老鼠疮　猪悬蹄烧存性,为末。每服三钱,黄酒送下,一服立消。

治项瘰疬

斑蝥四十九个,去头、足、翅,糯米炒　白槟榔

---

① 生:原作"上",据《珍》本改。

② 去净:即除净胃内容物。

一个　麝香五分　硇砂一钱

上为末。用鸡清二个调前药，入壳内，绵纸封固，坐饭蒸熟，取出晒干为末。平明酒送下七分，觉小腹疼，炒茴麻子末五分，没药五分，茶三口送下。服药后打下恶物如豆、如鼠，病尽。忌生冷。

琥珀散　治瘰疬。

滑石一两　白芷一两　斑蝥二钱　琥珀二钱　僵蚕一两　枳壳五钱　甘草三钱　赤芍五钱　黄芩一两　木通七钱　柴胡五钱　连翘①七钱

上锉一两，水煎服。

疔　疮

治疔肿②　掐头去白水，以葱白共蜜捣贴，效。又以此贴无名肿毒有效。惟要捣粘。

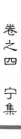

---

①　连翘：原作"连荞"，药名之俗称，据《珍》本改。

②　疔肿：《珍》本作"疔疮"。

又方 治疗。

门枢下土,取来勿令人知,以独蒜切,蘸擦疮顶,立消肿。

治疗

雄黄　朱砂　棺钉锈^① 各等分

上为末。将疮挑破,量上药掩口,绵纸贴,留顶。有效。

治误食瘟牛肉生疔毒疮 白头蚯蚓八九条,擂,酒滤食^②,其渣贴在四围,患处可留头出气。

治疗疮如神 用杏仁切去下少许,令平,蘸溏鸡粪,安坐于疗头上,痛即止。

夺命丹 治无名肿毒,疗疮、发背,小儿急慢惊风,及疽疮、伤寒阴症。

朱砂五钱　雄黄五钱

上为末,以蟾酥为丸,如菜子大。每服三丸,葱酒下,取汗为效。

又方 治疗。

---

① 锈:原作"秀",同音借字,据《珍》本回改。

② 食:《珍》本作"用",连下句读。按此字似当作"饮",即饮"蚯蚓酒"。

取芭蕉根,研,生,酒服。

便　毒

神异散　治鱼口、便毒疮。

金银花　天花粉　木鳖子各一钱　甘
草三分　连翘　黄芩各八分　山栀子七分
穿山甲二钱　皂角刺三钱　木香五分　大黄
三钱

上锉。水①酒煎,空心温服。

治便毒极效方②

当归尾　金银花　赤芍药　天花粉
白芷各一钱　穿山甲二片　木鳖子十枚
大黄三钱　僵蚕炒,六枚　芒硝二钱

好酒二钟,煎一钟,连药罐露一宿,五
更热服,厚盖③出汗,利一二次即愈。硝、
黄待群药煎将熟人,二沸用。

---

①　水:此前《珍》本有"水煎服,或用"5字。

②　治便毒极效方:本方《寿世保元》卷九名为
"追毒散"。

③　盖:原作"益",形近致误,据《珍》本改。

下　疳

治下疳如神

官粉煅,一钱　冰片三厘

上研末,搽上立已。

治下疳溃烂立效

珍珠烧存性　片脑　人指甲、脚趾甲烧
成灰　血余烧成灰

上各等分。为末,搽患处。

治下疳

皮硝一碗　乳香　雄黄　孩儿茶各五分

上入小坛内,外用牛粪火煨热坛,其
硝自化,熏之。晚上使以心口凉为度。

治疳疮方

轻粉五分　蜜陀僧五分　没药五分　川
黄连二钱,净,去须上土　川黄柏二钱,去皮　飞
过黄丹五分

上六味研细末,和匀①。先将米泔水

----

① 匀:原作"均",据《珍》本改。

务要洗净脓血水,见肉,然^①后用药末薄薄散上。一日洗二次,上药二次,神效。

鱼　口

金蟾膏　治未咸鱼口、横眼^②,疙瘩疼痛难忍。

大虾蟆一个,剥去皮,另放,后用　大葱白三根

上将虾蟆身连肠及葱捣一处如泥,敷在肿处。用虾蟆皮盖覆膏上,经宿即消,神验。

子花煎　治鱼口疮。

槐子五钱　穿山甲微炒,三钱

上用无灰黄酒半碗,水半碗,煎至半碗,空心热服,即愈。

治鱼口疮方

大黄火炮　僵蚕去丝、嘴,炒　穿山甲黄土

---

① 然:原作“将”,据《珍》本改。

② 横眼:《珍》本同。当作“横痃”,出《外科正宗》,乃梅毒发于两腿合缝间者,左名鱼口,右名便毒。

炒黄色 **五灵脂**

上四味各等分，共为细末。每服三钱，黄酒送下。即时吃二三服，便脓血即退，效。

杨 梅 疮

杨梅疮方[①] 已发、未发皆可服之。

土茯苓二两 金银花 皂角 刺归尾 白芷 白鲜皮 薏苡仁 防风 荆芥 木瓜 木通 连翘 羌活以上各一钱

上用白酒二碗，水二钟，煎至一半，去渣，不拘时温服。五七日效。

治杨梅疮

土茯苓四两 金银花五钱 雄猪肉半斤

上用水五碗，入药同煮烂，去药，将肉同汤吃饭一服。食七服，七日效。忌醋、牛肉、烧酒、茶、房事。

治顽疮

乳香 没药各二钱 雄黄一钱五分 牙

---

① 方：原脱，据《珍》本补。

皂五分　苦参五钱　土茯苓干用一斤,鲜用二斤

上用好黄酒十斤,人坛,下锅煮三炷香。每日三服,各二三钟。如能饮,一醉即止疼。

治筋骨疼,用过轻粉者

黑铅三钱,化开。以好麻二钱作刷。研铅汁务要汁干为度。取土罗细末　穿山甲五分,末,炙黄　乳香五分　没药五分　水银三分半,铅死

上共研,生蜜和成一丸。以麻黄煎酒送下,出汗愈。

治天疱疮疼痛　三五日即好。

轻粉三钱　朱砂　雄黄　乳香　没药以上各五分　孩茶五分

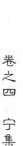

上为细末。每服一钱八分(三贴),黄酒送下(共分)。忌油腻物三七日。

玉粉散　治天疱顽疮,效。

南京官粉一两,火烧黄色,研细末。每服二三钱,温烧酒送下。

五宝仙丹　治天疱顽疮,杨梅溃烂,经年不愈者。

珍珠一分半　　琥珀一分半　　片脑一分半

朱砂一分半　　滴乳石三分　　飞面炒过,三分

土茯苓十二斤。每一日用一斤,煎汤十一碗,一日要饮

尽,不可用别汤水。日日如此,服尽此十二贴为愈。

上为细末,分作十二贴。每服一分,
土茯苓汤调下,空心服。治病于后。

一种腹内受患,口臭,不能饮食。

二种流穿烂肉,骨出,痛甚。

三种皮不损,时时^①肉痛,年久眠床,
误作疯气疾治^②。

四种发牛皮癣,连肉遍身,不识,错认
作大麻疯治。

五种发手足癣,千重万重,或好或发。

六种发黑紫色遍身,头痛,四肢及水
道、谷道烂。

七种红色满面,及面各旺^③处发疮。

八种发白色斑癣,及手、足、四肢
等处。

---

① 时时:原作"自然",据《珍》本改。

② 治:原作"烂",据《珍》本改。

③ 旺:《珍》本无,疑衍。

九种原生痄疮未服药，尚存余毒，及延小儿，原产胎毒，多人不识，误作异疮，治不应验。

治筋骨疼痛，顽疮不愈，甚效

乌药一钱二分　当归　细辛　陈皮
麻黄　甘草　荆芥各五分　川芎　良姜
青皮　枳壳　薄荷　白芷　知母各四分
桔梗四分　川乌　草乌　乳香　没药各三分

上锉一剂，生姜三片，葱一根，酒水煎服①。忌生冷、油腻之物。

治杨梅疮妙方

轻粉一钱二分，用铜勺炒黄色　尘壁土五分
槐花末一钱　乌药八分，瓦罐内煨过；生二分

上共为细末，杵饭为丸，均作六十三丸。每服三丸，日进一次，水酒送下。忌茄子、牛肉。

---

① 酒水煎服："酒水煎"3字原在"生姜"前，而"葱一根"后又有"煎服"2字，一剂两煎，文义难通，故合一处。

臁 疮

治臁疮膏　臁疮、裈口风,效。

香油半斤　黄蜡一两,夏加五分　定粉一两

六钱,研细末　桑皮纸厚者,二半张

用铜器将香油入内,以火煨热,下蜡,慢火熬如桐油色,入粉末,以箸频搅沫起,熬至沫落,搅视微清,沫不粘箸;将纸剪成方,用纸钉钉①了,后入锅内蘸干油,去火毒三二日。将疮用葱、椒、槐条、茄根煎汤净洗,用纊绢拭干,将药纸贴患处,上用油单纸拴盖着疮处。药贴一日②揭去一张,不十张痊矣。极效。

神效臁疮方

黄香　黄蜡　猪脂油③各五钱

先用黑碗火上将油化开,后入蜡、香,

---

①　钉:原作"锭",《珍》本同。据文义改。

②　日:原作"目",形近致误,据《珍》本改。

③　猪脂油:原作"黄脂油","黄"字乃涉上2药致误,据《珍》本改。

溶匀取出，连碗坐凉水内，等冷听用。将疮米泔水洗净，用油伞纸摊药，与疮一般大小，火上烘热，贴于患处。每日换三遍，以绢帛紧住。二十日痊。靴袜及一切发物不忌。

疥　疮

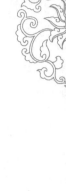

擦疥方　用鸡子清同香油入铁勺内煎三沸，冷定。火烤抓破涂上，土炕^①上睡即好。

又方　蛇床子、大枫子^②同为末，油调擦，一宿即瘥。忌发物。

吕祖苦参散　专治风癣、疥疮。

石菖蒲一两，九节者　威灵仙一两　胡麻炒，一两　川芎一两　苦参四两　荆芥　甘草各一两

上七味共为细末。每服三钱，好黄酒

①　炕：原作"炕"，《珍》本同。据文义改。

②　大枫子：原作"大风子"，《珍》本二者互称。乃药名之俗写，今以"大枫子"律之。后同。

调服,三次愈。

天棚散 治疥癣诸疮神效。

干瓦松经霜者,烧灰研末,不拘多少。用鸡蛋黄煎取自然油调搽患处。

治疥癣、坐板、血风痛痒神方

大枫子去壳,四十九个 蛇床子三钱 木鳖子去壳,二十个 川椒二钱 枯矾二钱 轻粉一钱 水银一钱 潮脑一钱

上为细末,柏油捣匀。先将椒艾汤洗令净,待痒抓破,擦药大效。

治疥内消散 硫黄一二钱,细嚼,烧酒送下。

熏疥如扫

银朱 雄黄各一钱 木鳖子一个 好揲香一钱 艾叶三钱

上五味为末,以纸卷条,阴阳瓦盛,熏两腿腕,以被盖之,留头面在外。先以布包裹二便①。

治疥癣、癞疮 人言末一钱,放锅内,

---

① 二便:此指前后二阴。

入硫黄一两，化开，取出为末。用香油炒葱拌前药，入绢帛包擦患处。次日又入油，又擦。

癣 疮

治风癣

巴豆炒　草乌烧存性　皂角如上　人言少许

上共为细末。干则香油调敷，湿则干掺之。

治牛皮癣极痒抓烂　牛角爪烧存性，为末。香油调搽，立效。

治疥癞风癣、脓血诸疮毒煎药

归尾一钱半　赤芍　黄芩　黄连　黄柏各一钱　大黄三钱七分　防风八分　木鳖子去壳，一个金银花　苦参各一钱二分

上锉，用酒水各一钟，煎至一钟，后下大黄，煎三四沸取起，露一宿，五更服。肠风脏毒下血，去木鳖，加槐花一钱。

治癣疥、老鼠疮、蝼蛄等疮

水银　铅各一钱,将铅化开,入水银,冷定,为末听用　木香一钱　归尾　栀子　黄芩　朱砂各二钱　阿魏五分　安息香三炷　连翘二钱

上为末,和匀,加熟红枣捣丸,弹子大。每用一丸,瓦上搁① 火,将药放火上烧,烟起口吹,以待烟尽为度。重五丸,轻三丸。

治癣方

枯矾　狼毒各一两　硫黄少许　斑蝥三钱

共为末,芝麻炒煳色,口嚼成膏。量疮大小贴上,用布绢包住。脓癣去矾。

川槿散　专治一切顽癣。

大斑蝥七个,或小用十个,去头足　巴豆五个,去油　川槿皮为末,三钱

上三味共为细末一处。用酽醋调搽,稍时作痛起泡,泡落,即愈。

---

① 搁:原作"阁",同音借字,《珍》本同,据文义回改。

禿　疮

治禿疮　苦葶苈、芫花捣为末,杏仁四十五个烧存性,捣一处,香油调搽。

治禿疮　白矾在勺内化,入信一钱,一并在内滚,矾枯干取出。用矾研细,洗疮净,散即干,几次^①全好。

乌龙膏　专治头发内生白顶疮。

伏龙肝即灶心土。研末,五钱　飞过白晋矾五钱

共研极细,用灯窝香油调敷患处,搽不过三五次,其发复生如黑漆。

禿疮方　用猪外肾捣烂,去筋渣用。先用花椒、细茶熬水洗净,后将药^②搽上封固,一七日自愈。

治禿疮

香^③油　黄香　轻粉　头发

---

① 次:原脱,据《珍》本补。

② 药:原无,《珍》本同,据文义补。

③ 香:此前原有“用”字,据《珍》本删。

上入锅熬得不稀不稠,将疮用苦楝根①水洗净,只搽一遍除根。

癜　风

治紫癜风

硫黄一两,醋煮一日　海螵蛸二个

上同研为末。先浴,后以生姜蘸药热搽患处。须谨风少时。数度断根。又以知母磨醋搽亦妙。

治白癜风

茄子一个,破开,入人言一钱于中,煨熟,取出,去人言,以热茄搽之即消。

疠　风②

疠风疮

乳香　没药　丁香　撣香即安息香

---

①　苦楝根:原作"苦练根",《珍》本同。据中药药名改。

②　疠风:原作厉风,《珍》本同。据中医病名改。后同。

水花朱　麝香　蜈蚣　白花蛇　看谷老
各一钱

上九味为细末,黄蜡二两化汁为丸,
作十丸。男左女右握之。未用之先,早服
天花粉汤或柴胡汤,晚吃羊肉、烧酒发之,
或次日早用羊肉、酒亦可;方以药握之三
炷香,出汗。

诸　疮

绵花膏　治诸疮。

香油四两　鸡子五个,煮熟,去白留
黄,入油炸紫色　黄柏五钱,去粗皮,入油炸褐色,
绵纸滤过,再入锅内,下黄培四钱,倾碗内,坐水盆,入麝香
少许　乳香没药孩茶轻粉雄黄蟾酥片脑血
竭任意再加。

治肿毒　鸡子油加头发、黄蜡些须,
量用黄丹,试熬。贴,每用一个即消。

治暴起疮肿如烧,半日串身

雄黄五分　没药五分

共研极细,入油熬一二滚,取下,放将

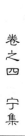

冷,下鸡子清调匀。治热疮神效。

治风疮、各样烂疮

香油四两　　鸡子二个,清、黄俱用,熬枯灰,碾为极细末,入油亦好　　硫黄一两,为细末　　雄黄三钱,为末

共油搅匀,搽疮,鸡毛扫。

吹肿毒方①　一根柱,两根柱,北方真武玄天柱。疼也住,肿也住。谨请:南斗六星,北斗七星。吾奉太上老君,急急如律令。

吹疮法　日出东方,赤赤央央。金童盛水,玉女焚香。先请天神,次请先王,来禁恶疮。谨请:南斗六星,北斗七星。吾奉太上老君,急急如律令。

治头疮并黄水疮

细茶二钱　　银朱一钱　　水银五分

先将茶捣,次加二味捣研,不见星。散搽一宿,虱净,疮自然好。

---

① 吹肿毒方:此方与下"吹疮法",均系古人迷信之说,不可取。为保留古籍原貌,姑存之。

龙凤膏 治一切恶疮。

凤凰壳_{即出鸡蛋壳} 不拘多少,微火炒黄色,为细末,入蚯蚓粪末。

二味等分。用腊月猪脂油调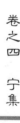①,膏,敷疮即愈。

红玉散 专治头面黄水到处生疮。

官粉_{二钱} 黄丹_{五分} 拔过松香_{五钱}

共为极细末,干掺患处。如疮结痂,用香油调敷,神效。

二仙扫痱汤 治伏热遍身痱痒。

枣叶_{一升} 好滑石末_{二两}

用水数碗,共合一处,熬二炷香,承热浴洗二三次,即愈。

点疮顶方 治无名肿毒,日久不破者。

用葛条烧灰,点在疮顶上就破,奇效。

治恶疮出汗方

飞过白矾_{一钱} 干姜_{一钱}

共在一处,为细末。每服二钱,黄酒

———————————

① 调:原脱,据《珍》本补。

下,汗出有效。

治无名肿毒

大黄五钱　枯矾　皮硝各二钱半　榆皮
四两

上为细末,凉水调敷患处。

治诸毒疮

大黄一两　僵蚕五钱　皮硝一撮或五钱

上共为细末。每服三钱半,空心用滚
白汤送下。

治诸般肿毒疮疖　凡大人、小儿、妇
女偶生肿毒,于未成脓之先,锉鹿角末一
钱,用滚白酒调服,量疮上下服之。经宿
即成脓,无脓则肿自消,毒自解,神效。

杖　　疮

棒疮　疔了① 用此药贴。

黄蜡一两　猪脂油一两　汞二钱

三味共捣一处,作饼覆疔处,以油纸

---

① 了:《珍》本同。然"了"字在此义难明,据
后方"肉红膏",当为"起"字,言疮起疔也。

绑住，鲜血出为度。去此药洗净收之，仍可用。另贴棒疮膏生肌肉。

又方 贴棒疮。

黄蜡 猪脂各一两 汞二钱 孩茶一钱

大麻子四十九粒 片脑三厘

共捣成膏，作一挬。临用置油纸于刀鏊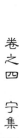①，乘热将药一擦，即摊成膏，贴。

肉红膏 贴棒疮起疔，止疼。

猪脂油二两,炼去渣 黄蜡一两,入一处化开

银朱五分 花椒末一钱

上调匀，用纸摊贴。

折 伤

接骨方

用粪屎内瓦子煅红醋浸，以此七次为度，一两

甜瓜子二钱②,炒过,为末

共一处匀。每服三钱，好酒送下，立止。

---

① 刀鏊：鏊，烙饼器。刀鏊者,刀形烙器也。

② 二钱：《珍》本作"三钱"。

接骨方

天花粉 瓜蒌仁各五钱

共为细末三服。用点香一炷，先以黄酒热调三钱三分，香尽三分之一，再服一服如前；香点余三分之一，服尽第三服，亦如前。至一炷香尽，觉①接患处有声，其痛止，次日全好如常。

又方

古文钱大者，醋淬，碎 乳香 没药各五钱轻粉一分

上为末，酒糊丸服，酒调亦可。

又方 蟹，焙焦黄为末，黄酒调服。
接骨时觉②响，出汗止疼。

接骨方

土鳖一个，焙干 巴豆二个 半夏二个乳香一分 马包即灰包。烧灰存性，一钱

共为末。每服一二厘，黄酒送下，日三服。出微汗，其骨疼止③。忌盐、醋。

---

① 觉：原作"学"，据《珍》本改。

② 觉：原作"学"，《珍》本同。据文义改。

③ 止：原作"止疼"，《珍》本同。据文义乙正。

抵金丹　治跌扑伤损,闪扭骨窍等证。

蚕沙　绿豆粉炒黄,各四两　枯矾二两四钱

上为末。酽醋调敷患处,厚纸贴之,绢布缚绑之。换敷三四次效。忌产妇、房事。常饮黄酒,通和血脉,妙。

筋断骨折痛不可忍

硼砂一钱半　水粉　当归各一钱

上为末。每服二钱,苏木汤调服,仍时饮苏木水,立效。

当归补血汤　专治打伤,血气不足,神效。

红花五钱　黄芪　当归　独活以上各一两　有风加羌活一两

水一钟,煎服。忌风。

神仙接骨丹　治跌打伤损,皮烂骨折,疼痛不可忍,十分危急。此仙传方也,秘之。

小儿胎骨,火烧醋淬七次,为末听用。

上部末药 ①

小川芎　白芷　升麻　当归　蔓荆
子　茯苓

上切片焙干,共为细末,秤服七分;外
加黄荆子,炒乌色,研为细末,三分;二样
共一钱,再加接骨丹五分,和匀,用老酒
调,食后送下。一日服二次,葱头过口。

中部药方

当归　芍药　茯苓　黄芪　甘草
生地黄　秦芁　白芷　陈皮　白术　血
桿梗 ②

上切片焙干,共为细末。加黄荆子末
五分,再加接骨丹八分,和匀 ③,老酒调,
食后送下。一日服二次,生姜过口。

下部药方

---

①　末药:按后文"中部""下部"均作"药方",
此 2 字亦当作"药方"。

②　血桿梗:本药"下部药方"作"血桿",按中
药无此名,俟考。

③　匀:原作"均",据《珍》本及"上部""下部"
文例改。

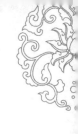

当归　芍药　牛膝　木瓜　防己
片姜黄　羌活　独活　白芷　陈皮　防
风　海桐皮　秦艽　铁线藤　千年矮
血桿

上切片焙干，共为细末。服一钱五
分，加接骨丹一钱，和匀，老酒调，食前送
下。一日服二次，用葱头过口。

打伤疼痛　用久尿①砖瓦，洗净，烧
红，放在醋内五七次，取出为末。每服三
钱，黄酒送下。

破　伤　风

治破伤风

一对蜈蚣半两芽草乌尖也，三钱白芷共
天麻，

七个全蝎一处研，死在阴司也还家。

先嚼葱头二指咽下，以药一字，黄酒
一钟送下。

治破伤风　手指甲，用壮盛人者，灰

---

① 尿：此后《珍》本有"处"字，义较明。

水、碱水洗净，香油炸黄，为末。每服三钱，黄酒调下。

治破伤风及疯[1] **犬伤** 用胡桃壳半个[2]，填人粪满，用槐白皮衬扣伤处，上用艾灸之。若遍身臭汗出，其人大困即愈。远年者，将伤处如前灸之。

立效散 治破伤风。槐花酒亦妙。

雄黄　香白芷各等分

上锉，黄酒浓煎服之。如牙关紧急者，灌之即活。

腋　臭

治阴汗鸦臭 两腋下臭，不可与人共行。

白矾　蜜陀僧　黄丹各一分　麝香一珠

上于[3]乳钵内研如飞尘，以醋于手心

---

① 疯：原作"风"，《珍》本同。按"风"乃"疯"之借字，今据文义回改。

② 半个：原作"半两"，与后文义不合，据《珍》本改。

③ 于：原作"用"，文义不顺，据《珍》本改。

调药末,搽腋下。经两时辰许,却以香白芷煎汤洗之。一日用一次。

治腋臭神效

蜜陀僧_{四两}　枯白矾_{二两}　轻粉_{三钱}

上为细末,频擦两腋下。擦至半月见效,半年全愈。

治腋气,神妙不可尽述　用活田螺一个,以好麝香少许放于田螺内,却埋放于露地上,不可雨打,七七四十九日取出。患处洗净拭干,用墨涂之;却再洗,看有墨处是窍子,用田螺点两度即愈。

治体气用蜡、胭脂搽在腋下,待一时,看黄处灸二十一炷。过三日,食干姜汤。神效。

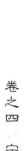

汤　火

治汤烫、火烧　柏叶为末,搽患处。如疮干者,香油调敷。

又方　大黄为末,凉水调敷。或山栀子为末,鸡子清调敷。

又方　大黄为末,凉水调敷三钱,有效。

又方　无名异为末,鸡子清调敷。

治火疮止痛　乳香为末,鸡子清调搽。

治火疮流水　犬油搽上即止。

缘白散　治汤火烧,疼痛难忍。

苦参不拘多少,为末。香油调搽。

治油火疮　面和栀子末,油调敷。

虫　兽

蟾酥丸　专治蝎子螫[1],牙疼痛。

麝香　雄黄　蟾酥　草乌　黄蜡　胡椒各一钱

上六味共一处,将蜡化为丸,绿豆大。牙疼,咬;蝎,涂之。

如圣散　专治蝎螫眼病。

片脑　白矾各四厘　火硝三厘　胆矾二

---

① 螫:原无,《珍》本同。义不明,据后文例补。

厘半

上四味为细末,点眼效。

又方 潮脑一钱,蜗牛不拘多少,共为细末涂之,神效。

又方

青黛 飞白矾各等分

共为细末,男左女右点眼,泪出即愈。

胆矾锭子 专治蝎螫疼痛。

白矾二钱 雄黄 蟾酥 胆矾 乳香各一钱

上五味共为细末,用水化皮胶为锭子。若蝎螫,搽之即好。

疯犬①方 黎花斑蝥七个,去翅足,微焙黄色,温黄酒送下,汗出即愈。忌见风及人惊。

治疯狗伤人方 斑蝥七个,去足翅;虾蟆去②五脏,用江米一撮,砂锅片上炒黄色,令干。各另研收。用时方合一处,

---

① 疯犬:原作"风犬",《珍》本同。按"风"乃"疯"字借字,今回改。后同。

② 去:原脱,据《珍》本补。

黄酒送下。

凡疯狗咬伤人 本人散发眠在板凳上,用井中凉水泡发;如水温时,再换水。泡三个时辰,发①上寻有红发者去之,自然无毒即好。

禁蝎子法② 上方金鸡叫,下方叫金鸡。我会错蝎法,错了便不疼。青州有青蝎,便把吾郎螫。螫一螫,化成一点血。谨请:南斗六星,北斗七星。太上老君急急如律令。

正月初一日半夜受法,休令人知,人知则不验。

金　疮

撮合山 治破伤,刀刃伤,箭镞。

降香三斤　片脑　珍珠各二钱　龙骨白芷　孩儿茶各二两

---

① 发:此上原有"人"字,据《珍》本删。

② 禁蝎子法:此法乃古人邪说,无科学道理,不可取。为保留古籍原貌,姑存之。

用腊脚醋调合,加陈石灰四两,阴干
为末。上患处。

冰片散　治伤手疮如神。

片脑二分　孩儿茶一钱五分①

共为细末,掺于患处。

治金疮止血速瘥　炒石灰和鸡子白,
丸弹子大。炭火煅赤,研末敷之。

金疮血不止　以血竭末敷之,立止。

骨　鲠

治鱼刺方　山楂一味,煎滚先入,鱼
刺化之,即温服。速化如神。

治刺在肉中不出　研蛴螬汁敷,
立出。

治医人折针肉中　以鼠脑涂之,出。

治鱼鲠　取橄榄核为末,流水调
服,愈。

---

① 一钱五分:《珍》本作"一钱二分"。

咒骨鲠①　　吾从西来，铁背夜人，入吾喉中，化为粉碎。谨请：南斗六星，北斗七星，急急如律令。掐剑诀，一气七遍。

治骨鲠　　用香椿树子不拘多少，阴干。每用半碗许，擂碎，热酒冲调，服之良久，即连骨吐出。

救　　急

救急方　　治缢死，颏下筋脉犹动者。

半夏　南星　珍珠

为末。吹鼻内，口出痰涎即苏。溺死，以尿脬②吹起，以一管节口入肛门处，气入攻出水来。用几次可苏。

救死方　　半夏、细辛为末，嚏鼻时下遇神仙。

救溺死方　　凡人溺死者，以鸭血灌之可活。

①　咒骨鲠：此乃古人邪说，不可取。为保留古籍原貌，姑存之。

②　脬：原作"包"，《珍》本同。按"包"乃"脬"之同音借字，今回改。

234

通　治

雄黄解毒丸　治诸症神效。

雄黄　郁金各一两　巴豆去油,炒焦八钱

乳香　没药各二钱

上为细末,醋糊丸,如绿豆大,朱砂为衣。每服五七丸,随引下。疗疮数日,毒气入内,服之即效。

心下疼,艾醋汤送下。急心疼,艾汤送下。缠喉风,茶汤送下,吐痰为妙,不吐者再服。人暴死,但心头有热,灌下即活。发热,白汤送下。气不顺,木香汤送下。蛇伤,雄黄水送下。诸般肿毒、痈疽、小儿急慢惊风,黄酒下,无不取效。疯犬伤,斑蝥七个炒,防风汤送下。身浮肿,荆芥艾汤送下。喉痹,薄荷汤送下。遍身疼,乳香汤送下。妇人经脉不行,红花汤送下。头风疼,川芎汤送下。口眼㖞斜,麻黄汤送下。肚腹膨胀,香附汤送下。疟腮,芍药汤送下。痢疾,甘草汤送下。疟疾,井花水送下。产后诸病,皂角汤送下。汤伤食伤,盐汤送下。赤白带下,好酒送下。腰脚痛,当归酒送下。半身不遂风证,用姜十片、枣十枚、葱十根,绢袋盛,入罐内煮酒送下,日三次;缓即浸酒亦可,春三、夏一、秋五、冬七日。小儿亦可用。

一粒金丹

沉香　木香　血竭各一钱　牛黄　狗宝各五分　鸦片 ① 一钱五分　麝香二分　朱砂为末

上共为末,用头生小儿乳汁为丸,如黄豆大,朱砂为衣。每服一丸,舌里押之,先嚼梨汁送下。

一粒金丹太上留,能医万病解人愁。
吐血吐脓如捏去,咳嗽气喘当时休。
胸膈膨闷立宽快,噎食虫症即时瘳。
妇人室女月经闭,胎前产后不须忧。

十仙夺命丹　治梅核气,臌胀气块,冷心疼,经脉不通,食积、气积、冷积。

三棱　莪术　木香　沉香　丁香

---

① 鸦片:此为毒品,今已禁用,可以它药代之。

没药　川芎　苦葶苈　皂角　巴豆槌去油

　　上各等分，为细末，枣肉为丸，如樱桃大。每服一丸，空心凉水送下。

膏　药

神仙太乙膏　专贴打扑伤损，遍身疼痛，一切痈疽、恶疮、疥癣，及筋骨疼痛，如神。

　　黄柏　防风　玄参　赤芍　白芷
生地黄　大黄以上各五钱　血竭三钱　当归
八钱　肉桂三钱　槐枝三十寸　柳枝三十寸
桃枝三十寸

　　共合一处，用真麻油四斤浸药，春五、夏三、秋七、冬十日，用桑柴火熬，令油褐色，滤去渣再熬，油滴水成珠①，下②炒过黄丹二斤，搅千余遍，待冷，入地埋三日去火毒，摊贴。

---

　　① 成珠：成，原作"或"，形近致误；珠，原作"朱"，音同致误。《珍》本同。据文义改。

　　② 下：此后原有"淘"字，《珍》本同。然"淘"字在此无义，故删。

杂　方

嚼化上清丸　香口生津,止痰清热宁漱,清头目。

五倍子打碎,去内末,净一斤,为细末。用水白酒曲二两,亦为细末。二味合一处,令匀。却将细茶煎卤,冷和二味,如烙饼面样,放瓷盆内,上用瓷板①盖严。放木桶内,上下周围俱铺穰草,口间上用草拍盖住。次日验看,发动作热,用棍动,仍旧盖住。看盖上有水,擦净。如此一日二次看、搅、擦水,至二七日尝之,其味凉甜为止。后合法煎②制。煎中③乘湿加南薄荷三两,白硼砂二两,砂仁(焙)、甘松(焙)、玄明粉(各为末)各五钱。将前共

---

①　板:原作"拌",《珍》本同。乃音近致误,据文义改。

②　煎:原作"前",《珍》本同。乃形近致误,据文义改。

③　煎中:原作"中煎",《珍》本同。据文义乙正。

为一处，用梨汁熬膏，捣和为丸。任意噙化。加片脑尤妙。如无梨汁，用柿霜白汤和之亦可。

鸡苏饼子

柿霜　白糖霜_{各四两}　冰片_{三分}　南薄荷_{净叶三两，冷水洗，晒干}　白葛粉_{一两}　乌梅肉_{晒干，二两半}　好檀香_{二钱}　白官硼_{五钱}

上为细末，入好片脑三分，再研末，炼蜜为丸，如樱桃大，捏成饼子。每一丸，噙化。

香茶饼

细辛_{四两}　葛花　沉香　白檀　石膏　硼砂_{各一两}　薄荷_{二两}　孩茶_{五钱}　乌梅_{五钱}　百药煎_{五钱}　白豆蔻_{一两}　片脑_{一钱}

上为细末，甘草膏为丸，捏饼。噙化。

沉檀香茶饼

檀香_{一两五钱，为细末沉香}　芽茶　甘草　孩茶_{各一钱}　百药煎_{二钱}　龙脑_{量加}

上用甘草膏为丸，豌豆大。每用一丸，噙化。捏作饼亦可，以模印花样亦可，任意为之。

香身丸 入酒壶名共殿香，又名一座香。

白豆蔻四两　木香二两　檀香　甘松各一两　广零陵香一两半　丁香七钱半　白芷　当归　附子　槟榔　山柰　甘草炙　益智　桂心以上各五钱　麝香少许

上为极细末，炼蜜同酥油或羊尾油于石臼捣千余下，为丸如黄豆大。每用一丸，嚼化。当日口香，后身亦香。久服治男女秽气，心腹疼痛，胸膈不利，痰症诸疾。又用一丸投酒中，自然香美。又名共殿香。

硼砂丸 治口臭，口干，口舌生疮。

硼砂二两　风化马牙硝四两　片脑　麝香各一钱　寒水石飞，煅，十两

上为极细末，熬甘草膏和丸，如桐子大。不拘时含一丸，咽津，妙。

透顶香

片脑一钱　麝香五分　硼砂三钱　薄荷

二钱

上为极细末，熬甘草膏为丸，如桐子大，朱砂为衣。每用一丸，嚼化。

洗香丸

孩儿茶一两一钱三分　上好细茶一两
砂仁一两三钱　白豆蔻三钱三分　沉香七分
片脑二分　麝香五分

上为细末，甘草膏为丸，如豌豆大。每用一丸，嚼化。

法制芽茶　清热化痰，消食止渴。

芽茶一斤，拣净，冷水洗过，烘干　白檀香末
五钱　片脑①一钱，另研

用甘草膏拌匀茶，将前三味散为衣，晒干。不拘时嚼咽。白豆蔻末五钱②亦能解酒。

法制枸杞子　治虚烦，生津，益寿延年。

枸杞子甘州红者，半斤　白檀香末五钱

---

①　片脑：此前《珍》本有"白豆蔻末五钱"6字。

②　白豆蔻末五钱：《珍》本无此6字。

白豆蔻末四钱　　片脑一钱,另研

亦用甘草膏同煎为衣。

莹肌如玉散　一方有白芷、天花粉各一两①

楮实五两　　白及肥者,一两　　升麻白者,半两　　甘松七钱　　白丁香腊月收,半两　　糯米一升二合,为末　　连皮砂仁半两　　山柰子五钱　　绿豆八合,另用罗绢子罗,一料用一升亦可　　皂角三斤,水湿,烧干,再入水中,再烧干,去皮、弦、子,可得二斤半。为末,另用罗子罗过

上俱为末。入糯米、绿豆、皂角末,一处搅匀,如常用之。

八白散

白及　　白丁香　　白僵蚕　　白丑　　杜蒺藜　　新升麻内白者佳,各三两　　山柰子　　白蔹　　白芷各二两　　白茯苓　　白附子各五钱

上为末。至夜津唾面上,明旦以莹肌如玉散洗之。

---

① 各一两:各,原脱,若无,则上药无用量,故据补。又自“一方”至此11字,《珍》本无。

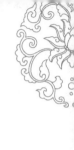

洗面沤子

茅香　藿香　零陵香　朝脑以上为粗①
末,小袋盛之　加梨核、红枣,享糖量加。

小瓷罐盛,滚黄酒浸之,旋添旋用。

香肥皂

藿香　甘松　朝脑　细辛各一两　猪
胰　白芷各一两　肥皂去皮、弦、子,半斤

上俱为末,捣熟枣一两为膏和丸,如
干,少加煮枣汁,丸如弹子大。晒,收用。

孙仙少女膏

黄柏皮三寸　土瓜根三寸　大枣七个

上同研细为膏。常早起化汤洗面,旬
日后容颜如少女。以之洗浴,尤为神妙。

杨太真红玉膏

杏仁去皮　滑石　轻粉

上三味等分。为细末,蒸过,入脑、麝
少许,以鸡子清调匀。早起洗面后敷之,
旬日后色如红玉。

---

①　粗:《珍》本作“细”。

省头香

茅香　山奈　荆芥　川芎　檀香
细辛　沉香　防风　川椒　樟脑_{各一两}
白芷　甘松　广零陵香①　香附子_{各二两}

上为细末，掺头发内。

干洗头

甘松　川芎　百药煎　薄荷　白芷
五倍子　藿香　茅香　草乌_{各等分}

上为末。不拘多少，干洗头发。

衣香方

茅香_{锉，蜜炒}　零陵香_{各三两}　香白芷
甘松_{去土，各一两}　檀香_{五钱}　山奈_{七钱，面裹煨}

上为细末，入麝少许和匀，以绢袋
盛之。

造仙酒方

细面四斤干后称，糯米一斗熟软蒸，
胡椒良姜三两等，桂花细辛四两停，
肥好杏仁五百粒，更兼磨麦半余斤。
诸药将来一处用，捣罗为末入瓮中，

———————

① 广零陵香：原作"广零陵"，义不明，据《珍》
本补。

用纸密封瓮口上,放在背后等消停。

春夏七日冬半月,卯时方可得开瓮,

取出烂捣三千杵,时间丸作弹子形。

每丸煎水二大碗,药入瓮中自作声,

不待一时便为酒,吃了延年更长生。

造蜜林禽酒方

用糯米一升,煮米汤三五碗,只用米汤;饭吃之。又用好烧酒三五碗,入米汤;次用木香、檀香、沉香、藿香、白芷、砂仁,茴香各三分,入酒米汤内。用大壶盛之,水煮一二时,再入蜂蜜半斤,箬叶封口。一时取开,澄清就用,美味异常,亦能去疾,永为仙酒,顷刻而成。诗曰:

此酒至神至圣,号为王母仙浆。

留传世上与人尝,服了神清气爽。

善能调治五脏,又治满目眵光。

曾将此酒献皇王,万两黄金陪赏。

黄酒省面① 方

糯米一斗　麦面一斗　绿豆面五升　蜂蜜二十四两　官桂二两　香附子二两　白芷二

---

① 省面:面,面粉也。省面,使面粉发酵也。

两　川芎二两

上为细末，搜和干湿得宜，荷叶包，外用故纸再包，麦秸①埋一七日，取出，日晒夜露，成熟听用。每斗米，春秋八两，夏六两，冬十两。

金盘露

白酒曲四两　小枣八两,煮熟　白糖一斤②
糯米一升　加香数味亦妙。

将米泡，淘净，蒸熟，冷定。将面糜四味和匀，用绢袋盛之，悬在烧酒坛内封固，三七日取出。若有浑脚，澄清可久。

兰陵酒方

白面八十斤　糯米面二十斤　沉香　木香各五钱　砂仁二两③　当归一两　陈皮二两
杏仁四两　鲜姜八两　郁金五钱　花椒二两　白芷一两

---

①　秸：原作"楷"，繁体形近致误，《珍》本同，据文义改。

②　一斤：原作"一升"，据《珍》本改。

③　二两：原作"二斤"，与前后药用量不合，据《珍》本改。

上为末,和作曲。二十一日下吊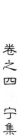,
翻覆如常法。

香茶饼子

甘松　乳香　大茴香　砂仁　官桂

白豆蔻_{去壳细茶}　绿豆粉炒　薄荷　藿香

零陵香　川芎_{各五钱}　儿茶_{四钱}　木香

细辛　白芷　朝脑_{各一钱}　山奈_{三钱}　柿霜
_{一两}　麝香_{少许}　大甘草_{一斤,锉,熬成膏}②

俱为细末,炼蜜和膏为丸,如绿豆大。
每用一丸,噙化。

玉露酒

薄荷叶_{五斤}　绿豆粉　白沙糖_{各一斤半}

天门冬_{去心,一两}　麦门冬_{去心,一两}　天花
粉　白茯苓_{去皮}　柿霜_{各四两}　硼砂_{五钱}
冰片_{二钱}

用新盆二个,将薄荷等药层相间隔,
着实盛于内,二盆合,封固如法,不许透
气。蒸五炷香,取出晒干。抖去群药,只

①　下吊:指吊入酒缸内。

②　大甘草一斤,锉,熬成膏:《珍》本无此
9字。

用豆粉，复加白糖、柿霜、硼砂、冰片，随用。此药诸疾痰饮，宿滞噎塞，气痞奔豚，膨胀，上喘下坠，乍寒乍热，头目晕胀，咽喉肿痛，不拘老少，并皆治之。不用引子。诸物不忌。

上清丸　化痰止嗽，清火，生津止渴。

乌梅肉一斤，去核　薄荷八两　柿霜　沙糖各四两　石膏火煅　粉草各一两　冰片二分

上为末，乌梅捣为丸，如桐子大。每服一丸，噙化。

透体异香丸　专治五膈、五噎痞塞，诸虚百损，五劳七伤，体气、口气、颡①气等症。初服一七，百体遍香；若常服，身体康健，壮阳滋肾，补益丹田，不可尽述。

沉香　木香　丁香　藿香　没药零陵香　甘松　缩砂　丁皮　官桂　白芷　细茶　香附　儿茶　白蔻　槟榔人参各一两　乳香　檀香　山奈　细辛

---

①　颡：颅颡也。足厥阴肝脉"上入颃颡"，乃指咽喉后部，与"嗓"字义大同。

益智 当归 川芎 乌药各五钱 麝香
朝脑各二钱 薄荷一两

　先将大粉草半斤锉片，水煮汁，去渣，
将汁熬成膏。将前药为末，炼蜜共膏捣和
为丸，如芡实大。清晨嚼化一丸，用黄酒
送下。忌生冷毒物解之。

　肥皂方 专治粉刺、花斑、雀子斑，及
面上黑黡，皮肤燥痒。此药去垢，润肌，驻
颜。如年高得之，转老色如童子，似玉之
光润，乃奇方也。

　角子糯肥皂一斤十二两，去核 真排草一
两五钱，如铁线者佳 绿升麻四两 白及五钱
楮实子二两五钱 白芷五钱 砂仁带壳，五钱
糯米半升，另研 绿豆五钱，另研 天花粉五钱
　白丁香二钱半 杏仁一两五钱，去皮，研如泥
猪胰子五个，另研 甘菊花五钱 红枣肉去皮、
核，一两五钱 零陵香五钱 大片脑 藿香各
三钱 广木香三两 官粉一两半 梅桂七钱
南桂花一两半

　上为末，加蜂蜜半斤，金酒一钟，量末

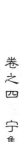

均调得所，捣为丸，龙眼大。照常洗面，润开搽脸。久用斑滞自消，面如玉色。

人 有 百 病

喜怒偏执是一病，忘义取利是一病，

好色坏德是一病，专心系爱是一病，

憎欲无理是一病，纵贪蔽过是一病，

毁人自誉是一病，擅变自可是一病，

轻口喜言是一病，快意逐非是一病，

以智轻人是一病，乘权纵横是一病，

非人自是是一病，侮易孤寡是一病，

以力胜人是一病，威势自憎是一病，

语欲胜人是一病，债不念偿是一病，

曲人自直是一病，以直伤人是一病，

与恶人交是一病，喜怒自伐是一病，

愚人自贤是一病，以功自矜是一病，

诽议名贤是一病，以劳自怨是一病，

以虚为实是一病，喜说人过是一病，

以富骄人是一病，以贱讪贵是一病，

谗人求媚是一病，以德自显是一病，

以贵轻人是一病，以贫妒富是一病，

败人成功是一病，以私乱公是一病，

好自掩饰是一病，危人自安是一病，

阴阳嫉妒是一病，激励①旁悖是一病，

多憎少爱是一病，坚执争斗是一病，

推负着人是一病，文具钩锡是一病，

持人长短是一病，假人自信是一病，

施人望报是一病，无施责人是一病，

与人追悔是一病，好自怨憎是一病，

好杀虫畜是一病，蛊道厌人是一病，

毁訾高才是一病，憎人胜已是一病，

毒药耽饮是一病，心不平等是一病，

以贤喷嗝是一病，追念旧恶是一病，

不受谏谕是一病，内疏外亲是一病，

投书败人是一病，笑愚痴人是一病，

烦苛轻躁是一病，摘捶无理是一病，

好自作正是一病，多疑少信是一病，

笑癫②狂人是一病，蹲踞无理是一病，

丑言恶语是一病，轻慢老少是一病，

恶态丑对是一病，了戾自周是一病，

---

① 励:原作"厉",据《珍》本改。

② 癫:原作"颠",《珍》本同。乃古今字,今以
"癫"律之。

好喜嗜笑是一病,当权任性是一病,

诡谲诔诮是一病,嗜得怀诈是一病,

两舌无信是一病,乘酒凶横是一病,

骂詈风雨是一病,恶言好杀是一病,

教人堕胎是一病,干预人事是一病,

钻穴窥人是一病,不借怀怨是一病,

负债逃走是一病,背向异词是一病,

喜抵捍①戾是一病,调戏必固是一病,

故迷误人是一病,探巢破卵是一病,

惊胎损形是一病,水火贱②伤是一病,

笑盲聋哑是一病,乱人嫁娶是一病,

教人捶擿是一病,教人作恶是一病,

含祸离爱是一病,唱祸道非是一病,

见货欲得是一病,强夺人物是一病。

上为百病也。人能一念除此百病,日逐检点,一病不作,决无灾害痛苦、烦恼凶危。不惟自己得③命延年,子孙百世永受其福矣。

---

① 捍:《珍》本作"得"。

② 贱:《珍》本同。据文义当作"残",或作"滅"。

③ 得:《珍》本作"保",义胜。

医有百药

思无邪僻是一药,行宽心和是一药,
动静有礼是一药,起居有度是一药,
近德远色是一药,清心寡欲是一药,
推分引义是一药,不取非分是一药,
虽憎犹爱是一药,心无嫉妒是一药,
教化愚顽是一药,谏正邪乱是一药。
戒敕恶仆是一药,开导迷误是一药,
扶接老幼是一药,心无狡诈是一药,
拔祸济难是一药,常行方便是一药,
怜孤惜寡是一药,矜贫救厄是一药,
位高下士是一药,语言谦逊是一药,
不负宿债是一药,愍慰笃信是一药,
敬爱卑微是一药,语言端悫是一药,
推直引曲是一药,不争是非是一药,
逢侵不鄙是一药,受辱不忍是一药,
扬善隐恶是一药,推好取丑是一药,
与多取少是一药,称叹贤良是一药,
见贤内省是一药,不自夸彰是一药,
推功引善是一药,不自伐善是一药,

不掩人功是一药,劳苦不恨是一药,

怀诚抱信是一药,覆蔽阴恶是一药,

崇尚胜已是一药,安贫自乐是一药,

不自尊大是一药,好成人功是一药,

不好阴谋是一药,得失不形是一药,

积德树恩是一药,生不骂詈是一药,

不评论人是一药,甜言美语是一药,

灾病自咎是一药,恶不归人是一药,

施不望报是一药,不杀生命是一药,

心平气和是一药,不忌人美是一药,

心静意定是一药,不念旧恶是一药,

匡邪弼恶是一药,听教伏善是一药,

忿怒能制是一药,不干求人是一药,

无思无虑是一药,尊奉高年是一药,

对人恭肃是一药,内修孝悌是一药,

恬静守分是一药,和悦妻孥是一药,

以食饮人是一药,助修善士是一药,

乐天知命是一药,远嫌避疑是一药,

宽舒大量是一药,敬信经典是一药,

息心抱道是一药,为善不倦是一药,

济度贫弱①是一药,舍药救疾是一药

---

① 弱:《珍》本作"穷",义同。

信礼神佛是一药,知机知足是一药,
清闲无欲是一药,仁慈谦让是一药,
好生恶杀是一药,不宝厚藏是一药,
不犯禁忌是一药,节俭守中是一药,
谦己下人是一药,随事不慢是一药,
喜谈人德是一药,不造妄语是一药,
贵能授人是一药,富能救人是一药,
不尚争斗是一药,不淫妓青是一药,
不生奸盗是一药,不怀咒厌是一药,
不乐词讼是一药,扶老挈幼是一药。

古之圣人,其为善也,无小而不崇;其于恶也,无微而不改。改恶崇善,是药饵也:录所谓"百药"以治之。

延 年 廿 箴

四时顺摄,晨昏护持,可以延年。
三光和敬,雷雨知畏,可以延年。
孝友无间,礼义自闲,可以延年。
谦光慈让,损己利人,可以延年。
物来顺应,事过心宁,可以延年。
人我两忘,勿竞炎热,可以延年。

口勿妄言,意勿妄想,可以延年。

勿为无益,常慎有损,可以延年。

行住量力,勿为形劳,可以延年。

坐卧顺时,勿令身怠,可以延年。

悲哀喜乐,勿令过情,可以延年。

爱憎得灾,揆之以义,可以延年。

寒温适体,勿侈华艳,可以延年。

动止有常,言谈有节,可以延年。

呼吸精和,安神闺房,可以延年。

静习莲宗,敬礼孔训,可以延年。

诗书悦心,山林逸兴,可以延年。

儿孙孝养,僮仆顺承,可以延年。

身心安逸,四大闲散,可以延年。

积有善功,常存阴德,可以延年。

劝 世 百 箴

父要严莫过,母要慈莫逆,子要孝莫慢,媳要顺莫逆。

夫要刚莫懦,妻要贤莫妒,兄要友莫傲,弟要恭莫慢。

内要和莫谤,家要富莫分,长要宽莫躁,幼要谦莫狂。

亲要顾莫疏,友要益莫损,邻要睦莫争,人要长莫短。

臣要忠莫佞,官要廉莫贪,吏要良莫欺,刑要威莫加。

东要敬莫衰,客要礼莫失,师要严莫堕,学要严莫荒。

士要志莫怠,农要时莫违,工要巧莫拙,商要回莫流。

主要恩莫克,仆要勤莫走,天要听莫怨,命要安莫恨。

身要惜莫轻,心要良莫丧,志要大莫小,量要洪莫窄。

时要过莫望,名要扬莫隐,功要成莫废,道要明莫晦。

德要修莫损,恩要报莫辜,仇要忘莫记,节要守莫坏。

义要尚莫负,贤要重莫轻,愚要化莫弃,富要仁莫骄。

贫要甘莫谄,贵要平莫严,贱要屈莫强,奸要除莫容。

盗要诛莫放,诈要去莫学,冤要解莫结,讼要息莫起。

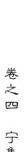

恶要殄莫纵,善要好莫欺,寡要惜莫辱,难要救莫论。

饥要赈莫吝,尸要埋莫露,债要偿莫骗,借要还莫昧。

势要丢莫倚,法要畏莫犯,舟要济莫难,路要通莫塞。

桥要修莫毁,婚要择莫较,丧要哀莫忘,祭要诚莫亵。

神要敬莫媚,邪要止莫信,银要真莫假,交要平莫欺。

斗要官莫小,秤要平莫偏,物要惜莫枉,礼要有莫无。

席要中莫费,用要俭莫奢,众要公莫私,事要忍莫生。

言要谨莫妄,信要全莫爽,行要顾莫短,气要忍莫亟。

理要顺莫越,性要直莫偏,情要厚莫薄,酒要节莫嗜。

欲要寡莫纵,财要明莫苟,食要淡莫浓,衣要暖莫华。

乐要为莫极,福要享莫尽,禄要重莫轻,寿要长莫戕。

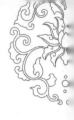

上劝世百箴,乃人生日用之事,不论贫富贵贱,均为有益。倘能味而行之,则恶者善,而善者愈①善;愚者贤,而贤者愈贤矣! 未必无小补云。

---

① 愈:原作"愚",据《珍》本改。

声　明

　　由于年代久远,在本书的重印过程中,部分点校及审读者未能及时联系到,在此深表歉意。敬请本书的相关点校及审读者在看到本声明后,及时与我社取得联系,我们将按照国家有关规定支付稿酬。

天津科学技术出版社有限公司